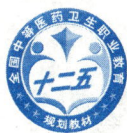

全国中等医药卫生职业教育"十二五"规划教材配套教学用书

内科护理同步训练

主　编　樊任珠
副主编　王　杰　刘苏兰　张　霞
编　委　（以编写章节为序）
　　　　黄延萍　缪　捷　张　毅
　　　　高秀霞　陈梅芳　张利苹
　　　　韦宇霞　赵瑞敏　付丽娟
　　　　李海霞　杨丽蓉

中国中医药出版社
·北京·

图书在版编目(CIP)数据

内科护理同步训练/樊任珠主编 . —北京：中国中医药出版社，2014.9（2018.9重印）
全国中等医药卫生职业教育"十二五"规划教材配套教学用书
ISBN 978 - 7 - 5132 - 1983 - 9

Ⅰ . ①内… Ⅱ . ①樊… Ⅲ . ①内科学 - 护理学 - 中等专业学校 - 教学参考资料
Ⅳ . ①R473 . 5

中国版本图书馆 CIP 数据核字（2014）第 183019 号

中 国 中 医 药 出 版 社 出 版
北京市朝阳区北三环东路 28 号易亨大厦 16 层
邮政编码　100013
传真　010 64405750
廊坊市三友印务装订有限公司印刷
各地新华书店经销
＊
开本 787×1092　1/16　印张 11.5　字数 252 千字
2014 年 9 月第 1 版　2018 年 9 月第 2 次印刷
书　号　ISBN 978 - 7 - 5132 - 1983 - 9
＊
定价　35.00 元
网址　www.cptcm.com

如有印装质量问题请与本社出版部调换（010-64405510）
版权专有　侵权必究
社长热线　010 64405720
购书热线　010 64065415　010 64065413
微信服务号　zgzyycbs
书店网址　csln.net/qksd/
官方微博　http：//e.weibo.com/cptcm

前　言

"全国中等医药卫生职业教育'十二五'规划教材"由中国职业技术教育学会教材工作委员会中等医药卫生职业教育教材建设研究会组织，全国120余所高等和中等医药卫生院校及相关医院、医药企业联合编写，中国中医药出版社出版。主要供全国中等医药卫生职业学校护理、助产、药剂、医学检验技术、口腔修复工艺专业使用。

《国家中长期教育改革和发展规划纲要（2010－2020年）》中明确提出，要大力发展职业教育，并将职业教育纳入经济社会发展和产业发展规划，使之成为推动经济发展、促进就业、改善民生、解决"三农"问题的重要途径。中等职业教育旨在满足社会对高素质劳动者和技能型人才的需求，其教材是教学的依据，在人才培养上具有举足轻重的作用。为了更好地适应我国医药卫生体制改革，适应中等医药卫生职业教育的教学发展和需求，体现国家对中等职业教育的最新教学要求，突出中等医药卫生职业教育的特色，中国职业技术教育学会教材工作委员会中等医药卫生职业教育教材建设研究会精心组织并完成了系列教材的建设工作。

本系列教材采用了"政府指导、学会主办、院校联办、出版社协办"的建设机制。2011年，在教育部宏观指导下，成立了中国职业技术教育学会教材工作委员会中等医药卫生职业教育教材建设研究会，将办公室设在中国中医药出版社，于同年即开展了系列规划教材的规划、组织工作。通过广泛调研、全国范围内主编遴选，历时近2年的时间，经过主编会议、全体编委会议、定稿会议，在700多位编者的共同努力下，完成了5个专业61本规划教材的编写工作。

本系列教材具有以下特点：

1. 以学生为中心，强调以就业为导向、以能力为本位、以岗位需求为标准的原则，按照技能型、服务型高素质劳动者的培养目标进行编写，体现"工学结合"的人才培养模式。

2. 教材内容充分体现中等医药卫生职业教育的特色，以教育部新的教学指导意见为纲领，注重针对性、适用性以及实用性，贴近学生、贴近岗位、贴近社会，符合中职教学实际。

3. 强化质量意识、精品意识，从教材内容结构、知识点、规范化、标准化、编写技巧、语言文字等方面加以改革，具备"精品教材"特质。

4. 教材内容与教学大纲一致，教材内容涵盖资格考试全部内容及所有考试要求的知识点，注重满足学生获得"双证书"及相关工作岗位需求，以利于学生就业，突出中等医药卫生职业教育的要求。

5. 创新教材呈现形式，图文并茂，版式设计新颖、活泼，符合中职学生认知规律及特点，以利于增强学习兴趣。

6. 配有相应的教学大纲，指导教与学，相关内容可在中国中医药出版社网站

（www. cptcm. com）上进行下载。本系列教材在编写过程中得到了教育部、中国职业技术教育学会教材工作委员会有关领导以及各院校的大力支持和高度关注，我们衷心希望本系列规划教材能在相关课程的教学中发挥积极的作用，通过教学实践的检验不断改进和完善。敬请各教学单位、教学人员以及广大学生多提宝贵意见，以便再版时予以修正，使教材质量不断提升。

中等医药卫生职业教育教材建设研究会
中国中医药出版社

编写说明

《内科护理同步训练》是为了适应中等医药卫生教育培养护理专业人才的需要，根据"全国中等职业教育教学改革创新工作会议"精神，参照全国卫生专业技术资格考试大纲，以掌握内科护理的基本理论、基本知识、基本技能为宗旨，突出专业知识、强化专业能力而编写的。可供中等卫生职业学校护理、助产、中医护理、康复护理等专业学生及内科护理继续教育者和社区卫生中心医护人员使用，也可供卫生专业人员自学与参考。

本书是"全国中医药卫生职业教育'十二五'规划教材"《内科护理》的配套用书，在帮助学生掌握理论知识的基础上，并能使其更快、更有效地达到学习的要求与目标。在编写中，我们重视内科护理专业的临床技能培养，使学生能形成良好的职业素质与职业操守。书中包括A1、A2、A3、A4等多种题型，并附有参考答案，以帮助学生加深理解学习内容，方便学生的学习。全书贴近内科护理的临床实践，贴近当今社会岗位需求，力求做到系统、科学、规范、适合、实用。

在编写该书的过程中，我们得到了参编院校领导的大力支持及中国中医药出版社各级领导、编辑与工作人员的鼎力相助，在此一并致以诚挚的谢意！希望本书能在改变学生的学习方式、改善学生的学习效果方面达到预期的目的，能开拓学生的视野，为培养临床和社会所急需的实用型护士起到良好的作用。

限于时间及参编人员水平，加之内科护理教育的发展和改革日新月异，本书难以完全覆盖全部的训练题目，对书中所存在的瑕疵和疏漏还请各使用单位的广大师生提出宝贵意见，以便再版时修订提高。

《内科护理同步训练》编委会

2014 年 8 月

目　录

第一章　绪　　论

A1型题

以下每一道题有 A、B、C、D、E 五个备选答案，请从中选择一个最佳答案。

1. 健康的定义反映了现代的医学模式是
    A. 生物医学模式
    B. 生物 – 心理医学模式
    C. 生物 – 社会医学模式
    D. 生物 – 心理 – 社会医学模式
    E. 心理 – 社会医学模式

2. 适应医学模式的转变，适应社会需求和医学的发展变化而建立的全新的护理理
    念和科学的临床思维和工作方法，被称为
    A. 人的基本需求层次论　　　B. 循证医学　　　　　C. 护理程序
    D. 整体护理观　　　　　　　E. 护理质量

3. 内科护理的发展趋势之一是护理工作的场所的转变成为必然，从医院扩展到
    A. 病房　　　　　　　　　　B. 门诊　　　　　　　C. 社区
    D. 家庭　　　　　　　　　　E. 社区和家庭

4. 循证护理是指护理人员在护理实践中运用现有最新最佳的科学证据对患者实施
    护理，又称为
    A. 实践护理　　　　　　　　B. 证据护理　　　　　C. 实证护理
    D. 经验护理　　　　　　　　E. 临床护理

A2型题

以下每个案例有 A、B、C、D、E 五个备选答案，请从中选择一个最佳答案。

5. 关女士，18 岁，经过在卫校一年半的理论学习和一年的临床实践，在毕业当年
    通过辅导，参加国家护士执业资格考试，获得_____证书，经注册，成为合
    格的注册护士，才能从事护理专业工作。
    A. 助理执业医师资格　　　　B. 执业医师资格　　　C. 护士执业资格

    D. 口腔执业资格   E. 中医执业资格

6. 李某，男，70岁。患慢性阻塞性肺气肿20年，经常出现咳嗽、喘憋、无力，患者脾气暴躁，经常与家人争吵，针对该患者首先要进行的护理是

    A. 生活护理   B. 对症护理   C. 用药护理

    D. 心理护理   E. 健康教育

7. 张某，18岁，在校二年级学生，在学习《内科护理》过程中觉得内容不好理解，看不见，摸不着，记起来也难记，针对学生学习此学科的方法，除了运用整体护理观和马斯洛需求层次论作理论指导，在课堂学习紧跟教师讲解、练习外，还需与_____紧密结合。

    A. 练习题   B. 多问   C. 实践

    D. 查阅资料   E. 基础知识

参 考 答 案

1. D 2. D 3. E 4. C 5. C 6. D 7. C

第二章 呼吸系统疾病患者的护理

第一节 概 述

A1型题

以下每一道题有 A、B、C、D、E 五个备选答案，请从中选择一个最佳答案。

1. 引起呼吸系统疾病最常见的病因是
   A. 肿瘤
   B. 感染
   C. 吸烟
   D. 变态反应
   E. 理化因素

2. 呼吸系统最常见的症状是
   A. 咳嗽
   B. 咳痰
   C. 咯血
   D. 呼吸困难
   E. 胸痛

3. 对于痰液过多且昏迷的患者，为防止窒息，护士在翻身前首先应
   A. 给患者吸氧
   B. 给患者吸痰
   C. 指导患者有效咳嗽
   D. 给患者雾化吸入
   E. 给患者叩背

4. 支气管扩张的痰液特征是
   A. 血性痰液
   B. 大量黏液样痰
   C. 黄色脓性痰
   D. 痰液静置后出现分层现象
   E. 大量脓臭痰

5. 急性肺水肿患者咳
   A. 翠绿色痰
   B. 大量脓性痰
   C. 粉红色泡沫样痰
   D. 血痰
   E. 铁锈色痰

6. 在各种肺部疾病中痰液的表现哪项组合错误
   A. 慢性支气管炎咳白色泡沫痰
   B. 支气管扩张咳大量脓痰
   C. 肺炎球菌肺炎咳铁锈色痰
   D. 肺炎克雷白杆菌肺炎咳粉红色泡沫痰
   E. 绿脓杆菌感染常出现翠绿色痰

7. 带金属声的咳嗽应考虑

    A. 喉炎   B. 支气管肺癌   C. 支气管哮喘

    D. 肺炎   E. 支气管扩张症

8. 咯血直接的致死原因为

    A. 肺不张   B. 肺部感染   C. 窒息

    D. 情绪紧张   E. 左心衰

9. 下列疾病一般不会出现咯血症状的是

    A. 血液病   B. 支气管扩张   C. 支气管肺癌

    D. 肝硬化   E. 肺结核

10. 对患者大咯血的护理措施不妥的是

    A. 暂禁食

    B. 指导患者避免剧烈咳嗽

    C. 取平卧位头偏向一侧

    D. 肺结核患者取健侧卧位

    E. 鼻导管吸氧 2~4L/min

11. 大咯血窒息抢救措施不妥的是

    A. 立即置患者于头低足高位

    B. 立即清除口腔内血块

    C. 立即应用镇静、镇咳药

    D. 必要时人工呼吸

    E. 呼吸道通畅后加压吸氧

12. 妊娠期咯血的患者禁用的药物是

    A. 安络血   B. 垂体后叶素   C. 止血敏

    D. 抗血纤溶芳酸   E. 维生素 K

13. 抢救肺结核大咯血窒息患者最关键的措施是

    A. 立即注射呼吸兴奋药   B. 立即吸氧   C. 立即建立静脉通道

    D. 立即清理患者呼吸道内血液   E. 立即进行人工呼吸

14. 对胸痛患者的护理措施下列哪一项不妥

    A. 稳定情绪   B. 注意休息   C. 常规使用镇痛剂

    D. 宽胶布固定患侧胸廓   E. 胸膜炎患者取患侧卧位

15. 肺炎伴胸痛时的体位是

    A. 健侧卧位   B. 患侧卧位   C. 仰卧位

    D. 半坐卧位   E. 俯卧位

16. 下列哪项属于带状疱疹引起的胸痛特点

    A. 常沿肋间神经呈带状分布

    B. 胸痛呈压榨、紧缩或窒息感

    C. 呼吸、咳嗽时疼痛加剧，屏气时减轻

    D. 常伴呼吸困难和发绀

  E. 常在剧烈劳动或屏气时突然发生

17. 支气管哮喘引起呼气性呼吸困难的发生机制是

  A. 大气道狭窄梗阻

  B. 上呼吸道异物刺激

  C. 广泛性肺部病变使呼吸面积减少

  D. 肺组织弹性减弱

  E. 肺组织弹性减弱及小支气管痉挛性狭窄

18. 吸气性呼吸困难常见于

  A. 上呼吸道病变　　　　B. 小支气管痉挛　　　　C. 肺组织病变

  D. 肺血管病变　　　　　E. 胸膜病变

19. 呼气性呼吸困难常见于

  A. 肺气肿　　　　　　　B. 肺炎　　　　　　　　C. 胸腔积液

  D. 喉头水肿　　　　　　E. 气管异物

20. "三凹征"见于

  A. 气管异物　　　　　　B. 支气管哮喘　　　　　C. 大量胸腔积液

  D. 阻塞性肺气肿　　　　E. 重症肺炎

21. 患者痰不易咳出，在咳嗽时叩击胸部的目的是

  A. 刺激深呼吸　　　　　B. 减轻咳嗽　　　　　　C. 舒适的需要

  D. 使痰液松动　　　　　E. 减少肺部充血

22. 护士在为一患者进行拍背协助排痰时，下列操作中不正确的是

  A. 患者取侧卧位

  B. 护士手呈空心掌状

  C. 从肺底自下而上、由外向内进行叩击

  D. 边叩击边鼓励患者咳嗽

  E. 宜在饭后即进行

23. 下列对咳嗽咳痰的护理措施中，错误的是

  A. 保持室内空气新鲜、清洁

  B. 咳脓痰者注意口腔护理

  C. 痰稠不易咳出时应多饮水

  D. 痰多体弱无力咳嗽者施行体位引流

  E. 指导神志清醒患者有效咳嗽

A2型题

以下每个案例有 A、B、C、D、E 五个备选答案，请从中选择一个最佳答案。

24. 李某，男。住院期间突发大咯血，此时患者不宜

  A. 咳嗽　　　　　　　　B. 咯血时屏气止血　　　C. 少交谈

D. 绝对卧床　　　　　　　E. 暂禁食

25. 张某，咳嗽咳痰来院就诊时可闻及痰液有恶臭味，判定为何种感染导致的可能性大

A. 病毒　　　　　　　B. 厌氧菌　　　　　　C. 化脓菌

D. 绿脓杆菌　　　　　E. 真菌

26. 患者，男，70 岁。咳嗽，咳痰，痰液黏稠不易咳出，该患者目前存在最主要的护理诊断或问题是

A. 活动无耐力　　　　　B. 清理呼吸道无效　　　C. 气体交换受损

D. 知识缺乏　　　　　　E. 低效型呼吸型态

A3/A4型题

以下每个案例设多个试题，请根据案例所提供的信息在 A、B、C、D、E 五个备选答案中选择一个最佳答案。

（27～30 题共用题干）

张女士，28 岁。咳嗽 1 周，近两日咯血数次，每次咯血量不等，最多一次达 300mL。体检左侧肺上部呼吸音减弱，患者精神紧张。

27. 判断此患者的咯血程度属于

A. 微量咯血　　　　　B. 小量咯血　　　　　C. 中等量咯血

D. 大咯血　　　　　　E. 特大咯血

28. 该患者目前最主要的护理诊断及合作性问题是

A. 气体交换受损　　　　B. 恐惧　　　　　　　C. 有体液不足的危险

D. 清理呼吸道无效　　　E. 窒息

29. 入院后第二天，该患者突然出现咯血不畅、表情恐怖、张口瞪目、大汗淋漓，进而意识突然丧失，这时护士应首先采取的措施是

A. 立即取头低足高 45°俯卧位

B. 立即通知医生

C. 判断患者昏迷程度

D. 高流量吸氧

E. 开放静脉通道

30. 医嘱给予垂体后叶素以止血，护士在观察药物不良反应时患者一般不会出现的症状是

A. 恶心　　　　　　　B. 便意　　　　　　　C. 便秘

D. 面色苍白　　　　　E. 心悸

第二节　急性呼吸道感染患者的护理

A1型题

以下每一道题有 A、B、C、D、E 五个备选答案，请从中选择一个最佳答案。

1. 引起急性上呼吸道感染最多见的病原体是
   - A. 细菌
   - B. 病毒
   - C. 支原体
   - D. 真菌
   - E. 衣原体

2. 下列关于急性上呼吸道感染的描述不正确的是
   - A. 主要由病毒引起
   - B. 细菌可直接引起或在病毒感染后发生
   - C. 主要通过飞沫传播
   - D. 可通过手或用具传播
   - E. 感染后可获得较强的免疫力

3. 疱疹性咽峡炎的病原体是
   - A. 腺病毒
   - B. 呼吸道合胞病毒
   - C. 柯萨奇 A 组病毒
   - D. 肺炎链球菌
   - E. 流感病毒

4. 以下对急性上呼吸道感染的治疗方法中不正确的一项是
   - A. 一般不需特殊处理
   - B. 注意保暖
   - C. 多饮水
   - D. 发热、全身酸痛者可选用解热镇痛药
   - E. 常规使用抗生素

5. 引起细菌性咽、扁桃体炎最常见的致病菌是
   - A. 流感嗜血杆菌
   - B. 溶血性链球菌
   - C. 肺炎球菌
   - D. 肺炎杆菌
   - E. 葡萄球菌

6. 下列关于普通感冒的描述不正确的是
   - A. 多由鼻病毒、副流感病毒引起
   - B. 潜伏期短
   - C. 初期有咽干、打喷嚏、鼻塞流涕等症状
   - D. 常伴高热畏寒
   - E. 如无并发症，一般 5 ~ 7 天可痊愈

7. 急性期发热患者在病因不明前，不宜采用
   - A. 温水擦浴
   - B. 冰袋降温
   - C. 药物降温
   - D. 酒精擦浴
   - E. 多饮水

8. 下列关于急性气管 – 支气管炎的描述不正确的是
   - A. 过度劳累、受凉是常见诱因

B. 多发病于寒冷季节或气候突变时

C. 全身症状较重

D. 主要症状为咳嗽和咳痰

E. 若迁延不愈，日久可演变成慢性支气管炎

A2型题

以下每个案例有 A、B、C、D、E 五个备选答案，请从中选择一个最佳答案。

9. 某患者患"上呼吸道感染"，体温 39.2℃，全身酸痛，乏力，鼻塞，既往有消化性溃疡病史，下列不宜使用的药物是

A. 感冒退热冲剂　　　　B. 扑尔敏　　　　　　C. 布洛芬

D. 复方氨基比林　　　　E. 阿司匹林

10. 患者，女，20 岁。主诉有鼻塞、流鼻涕、咽痛、声嘶等急性上呼吸道感染症状。血象检查：血白细胞计数偏低。考虑哪种病原体感染可能性大

A. 流感嗜血杆菌　　　　B. 病毒　　　　　　　C. 肺炎球菌

D. 溶血性链球菌　　　　E. 葡萄球菌

A3/A4型题

以下每个案例设多个试题，请根据案例所提供的信息在 A、B、C、D、E 五个备选答案中选择一个最佳答案。

(11～13 题共用题干)

患者，男，15 岁。因鼻塞、流鼻涕、咽痛 3 天就诊，查：体温 37℃，脉搏 68 次/分，呼吸频率 18 次/分，血压 120/80mmHg，咽充血，无其他异常。

11. 该患者最可能的诊断是

A. 普通感冒　　　　　　B. 病毒性咽炎　　　　C. 病毒性支气管炎

D. 细菌性咽、扁桃体炎　E. 急性肺炎

12. 对该患者的护理措施下列哪项不妥

A. 咽痛时可予消炎含片　B. 寒战时注意保暖　　C. 多饮水

D. 发病期间坚持冷水浴　E. 避免交叉感染

13. 若患者进一步出现了发热、头痛加重，并伴脓性鼻涕，鼻窦压痛，考虑患者出现了

A. 鼻窦炎　　　　　　　B. 中耳炎　　　　　　C. 病毒性支气管炎

D. 细菌性咽、扁桃体炎　E. 病毒性心肌炎

第三节 慢性阻塞性肺疾病患者的护理

A1型题

以下每一道题有 A、B、C、D、E 五个备选答案，请从中选择一个最佳答案。

1. 慢性支气管炎最常见的并发症为
   A. 急性肺部感染　　　　B. 呼吸衰竭　　　　C. 阻塞性肺气肿
   D. 自发性气胸　　　　　E. 肺源性心脏病

2. 慢性支气管炎的诊断标准是在排除其他心肺疾病后
   A. 咳嗽、咳痰持续半年以上
   B. 咳嗽、咳痰伴喘息持续半年以上
   C. 咳嗽、咳痰伴喘息反复发作每年 2 个月，连续 2 年或 2 年以上
   D. 咳嗽、咳痰伴喘息反复发作每年至少 3 个月，连续 2 年或 2 年以上
   E. 咳嗽、咳痰伴喘息反复发作连续 2 年或 2 年以上

3. 慢性支气管炎患者的下列表现中，不应使用抗生素的是
   A. 偶尔咳少量黏液样痰　　B. 发热　　　　　　C. 喘息伴哮鸣音
   D. 肺内大量湿啰音　　　　E. 外周血白细胞 15×10^9/L

4. 慢性阻塞性肺疾病，加强腹式呼吸的原因是
   A. 有利于痰液排出
   B. 使呼吸幅度扩大增加肺泡通气量
   C. 间接增加肋间肌活动
   D. 增加肺泡张力
   E. 借助腹肌进行呼吸

5. 关于慢性阻塞性肺疾病患者的氧疗以下哪项不正确
   A. 给予氧疗，使 PaO_2 >60mmHg
   B. 慢性阻塞性肺疾病氧疗应低流量
   C. 缓解期慢性阻塞性肺疾病患者 PaO_2 <55mmHg 可长期氧疗
   D. 慢性阻塞性肺疾病患者氧疗应当高流量吸入
   E. 长期氧疗可提高慢性阻塞性肺疾病伴慢性呼吸衰竭患者的生存时间

6. 为改善肺功能进行缩唇呼气训练时，要求蜡烛火焰距离患者口唇
   A. 10～15cm　　　　　B. 15～20cm　　　　　C. 20～25cm
   D. 25～30cm　　　　　E. 30～35cm

7. 下列对年老体弱的慢性阻塞性肺疾病患者的治疗中不恰当的是
   A. 急性发作期以抗感染治疗为主
   B. 痰液黏稠时可雾化吸入

C. 剧烈咳嗽者可用强镇咳剂缓解患者的痛苦

D. 病情缓解后可做腹式呼吸和缩唇呼气训练

E. 应给予高蛋白质、高维生素饮食

A2型题

以下每个案例有 A、B、C、D、E 五个备选答案，请从中选择一个最佳答案。

8. 某患者有慢性支气管炎病史 8 年，其最突出的症状是
   A. 长期反复咳嗽、咳痰　　B. 时有喘息　　　　C. 间歇少量咯血
   D. 逐渐加重的呼吸困难　　E. 活动后心悸、气急

9. 某患者慢性支气管炎并发肺气肿急性发作，其主要症状是
   A. 突然出现呼吸困难　　　B. 逐渐加重的呼吸困难　C. 喘息
   D. 咳嗽　　　　　　　　　E. 咳痰

10. 患者，男，66 岁。因"慢性阻塞性肺疾病、肺部感染"住院治疗，经吸氧抗感染平喘治疗后，患者拟近日出院，护士对其进行腹式呼吸指导，其中正确的是
    A. 用鼻呼气，经口用力快速吸气
    B. 加强腹式呼吸，用鼻深吸，经口缓呼，呼气时口唇收拢
    C. 加强腹式呼吸，用鼻吸气，经口用力快速呼气
    D. 吸气时尽力收腹
    E. 呼与吸时间比为（1:2）～（1:1）

11. 患者，男，75 岁。咳嗽、咳痰、胸闷气短 12 年，肺功能检查残气量增加，残气量占肺总量比值40%。该患者最可能的诊断是
    A. 支气管哮喘　　　　　B. 自发性气胸　　　　C. 肺结核
    D. 肺源性心脏病　　　　E. 阻塞性肺气肿

12. 患者，男，有慢性咳嗽史 20 余年，已并发肺气肿。近两日因受凉而致发热，咳嗽剧烈，痰呈黄脓色且不易咳出，伴气促，听诊两肺底有散在湿啰音。对该患者的首要治疗措施为
    A. 控制感染　　　　　　B. 止咳　　　　　　　C. 祛痰
    D. 降温　　　　　　　　E. 氧气吸入

13. 患者，女，77 岁。患慢性支气管炎 15 年。常在冬春寒冷季节发作咳嗽、咳痰。护士指导该患者呼吸和排痰时的措施错误的是
    A. 取坐位或卧位等舒适体位
    B. 先行 5～6 次深呼吸
    C. 于深呼气末屏气
    D. 连续咳嗽数次将痰咳到咽部附近，再迅速用力咳嗽将痰排出
    E. 对无力排痰者，辅以胸部叩击

14. 患者，男，64 岁。诊断为慢性阻塞性肺疾病，在发病的过程中，还出现了持续

体重下降，呼吸、进食时出现无力，针对此症状，最合适的护理问题是

A. 自理能力缺陷

B. 疲乏

C. 舒适的改变

D. 营养失调：低于机体需要量

E. 潜在并发症：电解质紊乱

15. 患者，女，70 岁。诊断为慢性阻塞性肺疾病，最适合的饮食是下列哪项

    A. 低盐低脂饮食　　　　B. 清淡易消化饮食　　　　C. 低盐饮食

    D. 高热量、高蛋白饮食　　E. 少渣半流饮食

16. 患者，男，65 岁。确诊慢性阻塞性肺疾病多年，加重 1 周入院。现痰多不易咳出，昼睡夜醒，头痛、烦躁，神志恍惚。晨间护理时发现患者神智淡漠。应考虑

    A. 代谢性酸中毒　　　　B. 痰液壅塞　　　　C. 休克早期

    D. 肺性脑病先兆　　　　E. 脑疝先兆

17. 患者，女，68 岁。有慢性咳喘史 15 年，近日感冒后病情加重，夜间咳嗽频繁，痰量多。查体：神志清，口唇轻度紫绀，桶状胸，双肺叩诊过清音，呼吸音低，有干湿性啰音。经治疗后病情缓解，但 PaO_2 仍低（55mmHg），为防止心脏进一步受累，最有效的措施是

A. 做腹式呼吸加强膈肌运动

B. 避免吸入有害气体

C. 保持室内清洁无尘

D. 进行家庭氧疗

E. 坚持步行或慢跑等全身运动

18. 患者，女，70 岁。有慢性阻塞性肺疾病病史 20 年，近日受凉后咳嗽加重，咳大量脓性黏痰，不易咳出。查体：体温 37.6℃，听诊可闻及痰鸣音，伴喘息。此患者最主要的护理问题是

    A. 生活自理能力缺陷　　B. 清理呼吸道无效　　C. 低效型呼吸型态

    D. 体温过高　　　　　　E. 活动无耐力

19. 患者王某，男，70 岁。既往有慢性支气管炎病史 10 年，近日因咳嗽、咳黄脓痰且不易咳出就诊，体温 36.7℃，胸部听诊可闻及湿性啰音，X 线胸片示右侧肺有絮状阴影。护士对该患者应采取的护理措施不包括

A. 指导患者有效咳嗽

B. 咳嗽时可配合进行胸部叩击

C. 督促患者每日饮水 1500mL 以上

D. 用超声雾化吸入湿化气道

E. 进行体位引流

20. 张先生，70 岁。慢性支气管炎、肺气肿病史多年，今日饮水后呛入气管引起剧

烈咳嗽后，突发呼吸困难，伴右胸刺痛，逐渐加重。最可能是

A. 心肌梗死　　　　B. 肺栓塞　　　　C. 自发性气胸

D. 胸腔积液　　　　E. 支气管阻塞

21. 患者，女，78 岁。被人搀扶着步入医院，接诊护士看见其面色发绀，口唇呈黑紫色，呼吸急促，询问病史得知其有慢性阻塞性肺疾病病史。需立即对患者进行的处理是

A. 为患者挂号

B. 不作处理，等待医生到来

C. 鼻塞法吸氧

D. 电击除颤

E. 人工呼吸

A3/A4型题

以下每个案例设多个试题，请根据案例所提供的信息在 A、B、C、D、E 五个备选答案中选择一个最佳答案。

(22～24 题共用题干)

张先生，75 岁。慢性咳嗽30 年，近5 年来活动后气短，诊断为慢性阻塞性肺疾病。

22. 张先生病史资料中与肺气肿发生无密切关联的是

A. 老年人　　　　B. 退休前是矿工　　　　C. 吸烟嗜好

D. 饮酒嗜好　　　　E. 经常感冒

23. 医嘱做血气分析，护士采血操作错误的是

A. 用无菌干燥 2mL 注射器

B. 先抽入肝素充盈注射器后弃去

C. 抽动脉血 1mL

D. 将血注入干燥试管，用软木塞紧塞试管口

E. 严格无菌操作

24. 血气分析结果：pH7.3，PaO_2 40mmHg，$PaCO_2$ 80mmHg。护士判断张先生酸碱平衡处于

A. 代谢性酸中毒代偿期

B. 呼吸性酸中毒

C. 呼吸性碱中毒

D. 呼吸性碱中毒合并代谢性碱中毒

E. 代谢性碱中毒

(25～27 题共用题干)

患者，女，70 岁。反复咳嗽、咳痰伴喘息30 年，5 年前出现逐渐加重的呼吸困难，

诊断为慢性阻塞性肺疾病。

25. 针对此患者的缓解期，最佳的护理措施是

    A. 用祛痰剂　　　　　　B. 超声雾化　　　　　　C. 戒烟

    D. 预防呼吸道感染　　　E. 增强体质和进行缩唇腹式呼吸

26. 患者血气分析结果为 PaO_2 55mmHg、SaO_2 <85%，氧疗护理措施正确的是

    A. 高浓度、高流量持续吸氧

    B. 高浓度、高流量间歇吸氧

    C. 低浓度、低流量持续吸氧

    D. 低浓度、低流量间歇吸氧

    E. 高压氧舱

27. 为防止发生呼吸衰竭，应指导患者

    A. 少盐饮食　　　　　　B. 避免肺部感染　　　　C. 低脂饮食

    D. 戒酒　　　　　　　　E. 卧床休息

（28～29 题共用题干）

患者，男，78 岁。慢性咳嗽咳痰 20 余年，近 5 年来活动后气急，1 周前感冒后痰多，气急加剧，近两天来嗜睡。化验：白细胞 $18.6×10^9/L$，中性 0.9，动脉血 pH7.29，$PaCO_2$ 80mmHg，PaO_2 48mmHg。

28. 该患者出现头胀、神志恍惚、躁狂、谵语，应考虑

    A. 呼吸性酸中毒　　　　B. 肺性脑病　　　　　　C. 窒息先兆

    D. 休克早期　　　　　　E. 脑疝出现

29. 若经药物治疗无效，患者自主呼吸停止，应立即给予

    A. 气管切开＋机械通气　B. 清理呼吸道　　　　　C. 气管插管＋机械通气

    D. 高浓度的吸氧　　　　E. 体外心脏按压

（30～34 题共用题干）

患者，男，80 岁。有慢性支气管炎病史 20 年。1 周前受凉后再次出现咳嗽、咳痰，痰白质黏，伴有呼吸困难、胸闷、乏力。以"慢性支气管炎合并慢性阻塞性肺气肿"入院治疗。

30. 患者最可能出现的并发症是

    A. 心力衰竭　　　　　　B. 上消化道出血　　　　C. 急性肾衰竭

    D. 呼吸衰竭　　　　　　E. DIC

31. 患者最主要的护理问题是

    A. 体液过多　　　　　　B. 清理呼吸道无效　　　C. 生活自理能力缺陷

    D. 营养失调，低于机体需要量　　　　　　　　　E. 肺脓肿

32. 对该患者氧疗时，护理措施正确的是

    A. 间断吸氧　　　　　　B. 持续低流量吸氧　　　C. 高流量吸氧

    D. 高浓度吸氧   E. 酒精湿化吸氧

33. 如果患者病情进一步发展，呼吸困难加重，查体：口唇发绀，颈静脉怒张，双肺散在湿啰音。心率 120 次/分，律齐。肝肋下 3cm，双下肢可见凹陷性水肿。此时患者应避免使用

    A. 溴己新   B. 氨茶碱   C. 可待因

    D. 盐酸氨溴索   E. 沙丁胺醇气雾剂

34. 护士给该患者所取体位最适宜的是

    A. 仰卧位   B. 侧卧位   C. 头高足低位

    D. 半坐卧位   E. 俯卧位

第四节　慢性肺源性心脏病患者的护理

A1型题

以下每一道题有 A、B、C、D、E 五个备选答案，请从中选择一个最佳答案。

1. 慢性肺源性心脏病最常见的病因是

    A. 支气管扩张   B. 慢性阻塞性肺疾病   C. 尘肺

    D. IV 型肺结核   E. 肺炎

2. 慢性肺源性心脏病发病最主要是因为

    A. 吸烟   B. 吸入寒冷空气   C. 反复呼吸道感染

    D. 慢性支气管炎   E. 支气管扩张

3. 诊断慢性肺源性心脏病的主要依据是

    A. 慢性支气管 – 肺疾病病史

    B. 发绀，呼吸困难

    C. 肺动脉高压，右心室肥大

    D. 两肺干湿性啰音

    E. 酸碱平衡失调

4. 有关慢性肺源性心脏病的护理不妥的是

    A. 烦躁不安使用吗啡

    B. 持续低流量吸氧

    C. 有水肿限制水、盐摄入

    D. 改善营养状况

    E. 改善肺通气

5. 阻塞性肺气肿患者出现哪些表现时，提示已发展成肺源性心脏病

    A. 活动后呼吸困难

    B. 发绀、杵状指

C. 低氧血症、高碳酸血症

D. X 线示右心室肥大

E. X 线心影成垂直状

6. 肺源性心脏病患者使用利尿剂的原则是

    A. 缓慢、大量、间歇　　　B. 缓慢、小量、间歇　　　C. 缓慢、小量、持续

    D. 快速、小量、间歇　　　E. 快速、小量、持续

7. 肺源性心脏病患者使用洋地黄类药物的原则是

    A. 快速、小剂量　　　　　B. 缓慢、小剂量　　　　　C. 快速、大剂量

    D. 缓慢、大剂量　　　　　E. 快速、小剂量，持续给药

8. 慢性肺源性心脏病肺、心功能失代偿期最突出的表现是

    A. 休克　　　　　　　　　B. 出血　　　　　　　　　C. 昏迷

    D. 呼吸衰竭　　　　　　　E. 心力衰竭

9. 临床上慢性肺源性心脏病患者血清电解质改变不包括

    A. 低钾　　　　　　　　　B. 低钠　　　　　　　　　C. 低氯

    D. 低钙　　　　　　　　　E. 低镁

10. 慢性肺源性心脏病肺动脉高压的形成机制不包括

    A. 缺氧致肺小动脉痉挛

    B. 肺毛细血管床减少，阻力增加

    C. 缺氧致血容量升高

    D. 肺动脉血管结构重建

    E. 缺氧致血黏度降低

11. 下列关于慢性肺源性心脏病的护理措施，正确的是

    A. 高流量、高浓度持续给氧

    B. 鼓励咳嗽，及时清除痰液

    C. 急性期鼓励患者耐寒锻炼

    D. 选用高热量、高蛋白、高盐饮食

    E. 尽可能夜间使用利尿剂

12. 肺源性心脏病的首要死亡原因是

    A. 休克　　　　　　　　　B. 肺性脑病　　　　　　　C. 上消化道出血

    D. 水、电解质平衡失调　　E. 心律失常

A2型题

以下每个案例有 A、B、C、D、E 五个备选答案，请从中选择一个最佳答案。

13. 吸烟患者，男，65 岁。反复咳嗽、咳痰 20 年，气短 10 年，近 3 天来发热、咳黄痰，夜间不能平卧而入院。查体：血压 160/90 mmHg，嘴唇发绀，桶状胸，双肺叩诊呈过清音，触诊语颤减弱，听诊呼吸音减弱，可闻及干、湿啰音，剑

突下见心脏搏动，三尖瓣区可闻及收缩期杂音。该患者最可能的诊断是

   A. 冠状动脉硬化性心脏病   B. 慢性肺源性心脏病   C. 风湿性心脏病

   D. 扩张性心肌病   E. 先天性心脏病

14. 某慢性肺源性心脏病患者，喘憋明显，略有烦躁，在治疗过程中，应慎用镇静药，以避免

   A. 洋地黄中毒   B. 双重感染   C. 脱水、低血钾

   D. 诱发肺性脑病   E. 加重心力衰竭

15. 患者，女，45 岁。因发现肺源性心脏病 2 年，呼吸困难加重 4 天入院。入院时神志清楚，体温 37.5℃，血压 145/95 mmHg，血气分析示：PaO_2 55mmHg，$PaCO_2$ 50mmHg。吸入 40% 浓度氧 2 小时后，患者昏迷，体温 37.4℃，血压 150/95 mmHg，复查血气分析示：PaO_2 45mmHg，$PaCO_2$ 80mmHg。则患者昏迷最可能的原因是

   A. 通气抑制、高血压脑病

   B. 气道阻力增加、肺性脑病

   C. 气道阻力增加、缺血性脑病

   D. 通气抑制、肺性脑病

   E. 通气抑制、感染中毒性脑病

16. 患者，女，60 岁。有肺源性心脏病史 5 年，3 天前受凉后咳嗽、咳痰加重，咳黄痰，伴发热，呼吸困难不能平卧。对该患者目前最重要的治疗措施是应用

   A. 强心剂   B. 利尿剂   C. 血管扩张剂

   D. 有效抗生素   E. 呼吸兴奋剂

17. 患者，男，78 岁。反复咳嗽、喘息 20 年，加重 1 周入院。查体：神清，口唇发绀，颈静脉怒张，双肺散在中小水泡音。心率 120 次/分，律齐。肝肋下 2cm，双下肢凹陷性水肿。外周血白细胞 12×10^9/L，胸片示双肺纹理重。对该患者的医疗诊断是

   A. 呼吸衰竭   B. 右心衰竭   C. 肺源性心脏病

   D. 慢性阻塞性肺疾病   E. 慢性支气管炎急性发作

18. 患者，女，75 岁。肺源性心脏病病史 15 年，近日病情逐渐加重，情绪不稳，夜不能寐。护士给该患者做睡眠护理时不恰当的措施是

   A. 协助患者采取舒适卧位

   B. 嘱患者生活要有规律

   C. 减少白天的睡眠时间和次数

   D. 睡前多与患者讨论患者感兴趣的话题

   E. 慎用镇静、催眠剂

19. 患者，男，78 岁。反复咳嗽、喘息 20 年，5 年前诊断为慢性阻塞性肺疾病，2 天前合并肺部感染入院。目前患者的医疗诊断是肺源性心脏病，对该患者最重要的治疗措施是

  A. 立即静点氨茶碱和地塞米松

  B. 立即静脉注射速尿，消除水肿

  C. 纠正心律失常

  D. 立即吸氧，静点呼吸兴奋剂

  E. 积极抗感染，保持呼吸道通畅

20. 患者，男，63 岁。因呼吸衰竭入院，应用辅助呼吸和呼吸兴奋剂过程中，出现恶心、呕吐、烦躁、面颊潮红、肌肉颤动等现象。考虑为

  A. 肺性脑病先兆   B. 呼吸兴奋剂过量   C. 痰液堵塞

  D. 通气量不足   E. 呼吸性碱中毒

21. 患者，女，62 岁。肺源性心脏病史 5 年，既往无高血压病史，现头痛、恶心、烦躁，血压 160/92mmHg，心率 100 次/分，对此患者主要的护理措施是

  A. 口服降压药   B. 安定静注   C. 改善通气、氧疗

  D. 呼吸兴奋剂肌注   E. 静滴抗生素

22. 张先生，60 岁。慢性支气管炎肺气肿病史 20 年，近两周来出现发热、咳嗽、咳大量黏液脓痰，伴心悸、气喘，查呼吸急促、发绀明显，颈静脉怒张、下肢浮肿。做心电图时可出现

  A. P 波高尖   B. P 波低平   C. P 波倒置

  D. P 波增宽   E. P 波消失

A3/A4型题

  以下每个案例设多个试题，请根据案例所提供的信息在 A、B、C、D、E 五个备选答案中选择一个最佳答案。

(23～25 题共用题干)

  患者，男，70 岁。有慢性阻塞性肺疾病病史 20 余年，近 3 年来反复双下肢浮肿。1 周前受凉后出现咳嗽、咳痰，痰白质黏，伴呼吸困难，胸闷，口唇发绀，神志恍惚，双下肺闻干湿啰音，心率 120 次/分，有早搏，肝肋下 3cm。

23. 确定该患者有无呼吸衰竭，下列哪项最有意义

  A. 动脉血气分析   B. 发绀   C. 神志变化

  D. 心律失常   E. 呼吸困难

24. 下列哪项表现与二氧化碳潴留无关

  A. 搏动性头痛   B. 白天嗜睡   C. 贫血貌

  D. 心率加快   E. 球结膜水肿

25. 对该患者的护理措施正确的是

  A. 高浓度、高流量吸氧

  B. 低热量、低蛋白、高维生素饮食

  C. 适当使用镇静药，缓解患者烦躁

  D. 加强体育锻炼

  E. 严密观察病情有无并发症发生

(26～28 题共用题干)

  患者，男，70 岁。肺源性心脏病，下肢水肿，白细胞 $12 \times 10^9/L$，哮喘严重并呈端坐呼吸。

26. 护理人员观察此患者时应重点观察

  A. 体温

  B. 尿量

  C. 呼吸、血压、脉搏的变化

  D. 输液点滴情况

  E. 瞳孔

27. 为警惕患者发生肺性脑病，还应注意观察

  A. 体温   B. 饮食状况   C. 姿势和步态

  D. 意识状态   E. 皮肤、黏膜

28. 对该患者目前最主要的治疗措施是

  A. 抗生素控制感染   B. 应用镇咳药   C. 使用利尿剂

  D. 给予镇静剂   E. 使用支气管扩张剂

第五节 支气管哮喘患者的护理

A1型题

以下每一道题有 A、B、C、D、E 五个备选答案，请从中选择一个最佳答案。

1. 典型支气管哮喘发作时，最主要的临床表现是

  A. 带哮鸣音的吸气性呼吸困难及双肺哮鸣音

  B. 带哮鸣音的呼气性呼吸困难及双肺哮鸣音

  C. 带哮鸣音的混合性呼吸困难及双肺哮鸣音

  D. 带哮鸣音的混合性呼吸困难、粉红色泡沫痰

  E. 带哮鸣音的呼气性呼吸困难及双肺湿啰音

2. 下列对支气管哮喘描述不正确的是

  A. 约半数在 40 岁以后发病

  B. 外源性哮喘多有过敏原存在

  C. 病因受遗传和环境因素的双重影响

  D. 免疫介导的气道慢性炎症是哮喘发生的本质

  E. 发作时两肺可闻及广泛哮鸣音

3. 预防哮喘发作最关键的措施是

    A. 监测病情　　　　　　 B. 避免接触过敏原　　　 C. 避免感染

    D. 应用支气管扩张药　　 E. 坚持服药

4. 下列哪项可提示外源性哮喘

    A. 多在成人期发作　　　 B. 可常年发作　　　　　 C. IgE 的测定值增高

    D. 家族过敏史少见　　　 E. 咳嗽、咳痰后逐渐出现哮喘

5. 哮喘急性发作时不宜采用的治疗措施是

    A. 吸氧　　　　　　　　 B. 心得安口服　　　　　 C. 脱离变应原

    D. 应用糖皮质激素　　　 E. 氨茶碱静脉注射

6. 重症哮喘患者的血气分析常提示

    A. 呼吸性酸中毒

    B. 呼吸性碱中毒

    C. 代谢性酸中毒

    D. 呼吸性酸中毒伴代谢性酸中毒

    E. 呼吸性碱中毒伴代谢性碱中毒

7. 重症哮喘患者可出现

    A. 奇脉　　　　　　　　 B. 洪脉　　　　　　　　 C. 水冲脉

    D. 不规则脉　　　　　　 E. 脉搏短绌

8. 哮喘持续状态患者极度呼吸困难，若出现下列哪种情况，提示病情最为严重

    A. 张口呼吸，大汗淋漓

    B. 剧咳，发绀

    C. 四肢厥冷，表情痛苦

    D. 肺部听诊哮鸣音减弱或消失

    E. 两肺满布哮鸣音

A2型题

以下每个案例有 A、B、C、D、E 五个备选答案，请从中选择一个最佳答案。

9. 张某，20 岁。患支气管哮喘，发作时，护理方法中下列哪项不正确

    A. 痰液黏稠时多饮水，每日进液量至少 1500mL

    B. 呼吸困难时遵医嘱给患者低流量鼻导管持续吸氧

    C. 室内不摆花草

    D. 不使用羽毛制品

    E. 卧床休息，可吃营养丰富的食物，如牛奶、鱼虾

10. 患者，男，50 岁。因支气管哮喘发作到某医院急诊就诊，因护士操作不当，快速静脉推注某药后，患者出现头晕、心悸、心律失常、血压剧降，此类药物可能是

A. 沙丁胺醇　　　　　　B. 氨茶碱　　　　　　　C. 异丙阿托品

D. 地塞米松　　　　　　E. 色甘酸钠

11. 支气管哮喘患者，男，75岁。受凉后出现胸闷，呼气性呼吸困难，双肺布满哮鸣音入院。既往上呼吸道感染后有类似发作史。对其健康教育最重要的是

　　A. 清淡饮食　　　　　　B. 不饲养宠物　　　　　C. 避免接触花草

　　D. 保持乐观情绪　　　　E. 预防上呼吸道感染

12. 患者，女，40岁。毛绒玩具车间工人，有哮喘史5年，其防止哮喘发作最有效的方法是

　　A. 脱离变应原　　　　　B. 药物治疗　　　　　　C. 免疫治疗

　　D. 对症治疗　　　　　　E. 长期治疗

13. 患者，女，55岁。因发作性胸闷、咳嗽就诊，诊断为支气管哮喘。医嘱予糖皮质激素吸入治疗，下列用药指导中正确的是

　　A. "吸入激素的主要作用是快速缓解症状。"

　　B. "如果哮喘症状缓解，即可停止用药。"

　　C. "吸入激素不会有任何副作用。"

　　D. "吸入激素后要漱口。"

　　E. "如果您要进行运动，可在此前预防性吸入激素。"

14. 患者，女，72岁。诊断支气管哮喘，在使用定量雾化吸入器时，始终不能掌握其方法。护理人员可采取

　　A. 建议更换其他药物

　　B. 在定量雾化吸入器上加储药罐

　　C. 更多地提供相关学习资料

　　D. 鼓励患者，增进信心

　　E. 讲解使用定量雾化吸入器的重要性，引起患者高度重视

15. 支气管哮喘患者，20岁，突然出现一侧胸痛，呼吸时加重，伴紫绀、大汗，为明确诊断应首先进行的检查是

　　A. 心肺检查

　　B. 白细胞及分类，了解是否有感染

　　C. 心电图，除外心肌梗死

　　D. 肺功能检查

　　E. X线胸片，了解是否有气胸

16. 患者，男，48岁。患有哮喘20年，一天前凌晨因感冒受凉再次发作，经口服氨茶碱、支气管扩张剂仍不能控制，下午来医院急诊，气急明显，口唇发绀，鼻翼扇动，不能平卧，诊为哮喘持续状态。护理该重症哮喘患者时，错误的是

　　A. 守护在床边，加强心理护理

　　B. 安排舒适的半卧位或坐位

　　C. 给予低流量鼻导管吸氧

D. 痰多黏稠者可作药物雾化吸入

E. 限制水分的摄入

17. 患者，女，22岁。哮喘发作，痰栓阻塞细支气管，大量脓痰不易咳出，心悸，乏力，表情淡漠，嗜睡。首要的护理措施为

A. 高压氧治疗

B. 鼻导管低浓度、低流量吸氧

C. 湿化呼吸道

D. 机械吸痰

E. 体位引流

18. 患者，男，70岁。因突然停用糖皮质激素出现哮喘重度发作，表现为端坐呼吸、明显发绀、大汗淋漓，呼吸频率32次/分，脉搏120次/分，血压90/60mmHg。宜选用的药物是

A. 酮替芬　　　　　　B. 色甘酸钠　　　　　　C. 喘定

D. 肾上腺素　　　　　E. 氨茶碱

19. 患儿，男，10岁，小学生。经常在春天因哮喘发作不能上学。查血可发现

A. 血小板增多　　　　B. 嗜酸性粒细胞增多　　C. 嗜碱性粒细胞增多

D. 中性粒细胞增多　　E. 大单核细胞增多

20. 患者，男，25岁。因外出春游去植物园，出现咳嗽、咳痰伴喘息1天入院。喘息貌，口唇发绀，在肺部可闻及广泛哮鸣音。医疗诊断是支气管哮喘，下面哪种是控制症状的首选药

A. 氨茶碱　　　　　　B. β_2受体激动剂　　　C. 色甘酸钠

D. 氯苯那敏　　　　　E. 糖皮质激素

21. 患者，女，25岁。因春游赏花，出现咳嗽、咳痰伴喘息，呼气性呼吸困难。查体：喘息貌，口唇发绀，在肺部可闻及广泛哮鸣音。医疗诊断为支气管哮喘。下面哪种是最有效的抗炎药物

A. 氨茶碱　　　　　　B. 糖皮质激素　　　　　C. 色甘酸钠

D. 氯苯那敏　　　　　E. 沙丁胺醇

A3/A4型题

以下每个案例设多个试题，请根据案例所提供的信息在A、B、C、D、E五个备选答案中选择一个最佳答案。

（22~26题共用题干）

患者，女，28岁。因外出春游去植物园，出现咳嗽、咳痰伴喘息1天入院。体检：体温36.5℃，脉搏90次/分，呼吸28次/分，血压110/80mmHg，喘息貌，口唇发绀，在肺部可闻及广泛哮鸣音。

22. 该患者最可能的诊断是

A. 肺炎　　　　　　B. 支气管扩张　　　　C. 支气管哮喘

D. 肺源性心脏病　　E. 心功能不全

23. 该患者发病最可能的诱因是

A. 花粉　　　　　　B. 尘螨　　　　　　　C. 动物毛屑

D. 病毒感染　　　　E. 精神因素

24. 针对该患者的情况，护士应采取的主要护理措施是

A. 改善通气，缓解呼吸困难

B. 避免接触感染原

C. 加强饮食指导，增加营养

D. 消除恐惧

E. 预防哮喘复发

25. 患者进一步表现为发绀明显、端坐呼吸、大汗淋漓，经一般解痉、平喘治疗后24 小时症状无缓解，判断患者为

A. 混合性哮喘　　　B. 内源性哮喘　　　　C. 哮喘持续状态

D. 左心衰竭　　　　E. 右心衰竭

26. 对该患者采取的护理措施错误的是

A. 每日饮水量应在 2000mL 以上

B. 在病室内摆放鲜花

C. 遵医嘱给予祛痰药物

D. 遵医嘱给予糖皮质激素

E. 避免食用鱼、虾等食物

第六节　肺炎患者的护理

A1型题

以下每一道题有 A、B、C、D、E 五个备选答案，请从中选择一个最佳答案。

1. 肺炎按解剖分类不包括

A. 大叶性肺炎　　　B. 细菌性肺炎　　　　C. 小叶性肺炎

D. 间质性肺炎　　　E. 支气管性肺炎

2. 按病因学分类，临床最常见的肺炎为

A. 病毒性肺炎　　　B. 真菌性肺炎　　　　C. 衣原体肺炎

D. 支原体肺炎　　　E. 细菌性肺炎

3. 治疗肺炎球菌肺炎，首选的抗菌药物是

A. 林可霉素　　　　B. 头孢氨苄　　　　　C. 红霉素

D. 氧氟沙星　　　　E. 青霉素

4. 医院获得性肺炎最常见的病原菌是
   A. 流感嗜血杆菌　　　　B. 革兰阴性杆菌　　　C. 支原体
   D. 厌氧菌　　　　　　　E. 肺炎链球菌

5. 中毒性肺炎与肺炎球菌肺炎关键的区别是
   A. 有无铁锈色痰
   B. 有无寒战高热
   C. 起病的缓急
   D. 发生在老年人还是青壮年
   E. 有无末梢循环衰竭

6. 肺炎球菌肺炎患者最具特征性的症状为
   A. 寒战、高热　　　　　B. 呼吸困难　　　　　C. 胸痛
   D. 咳嗽　　　　　　　　E. 咳铁锈色痰

7. 肺炎球菌肺炎高热患者降温不宜采用
   A. 温水擦身　　　　　　B. 乙醇擦浴　　　　　C. 退热药
   D. 大血管区放置冰袋　　E. 多饮水

8. 普通型肺炎球菌肺炎患者护理诊断不包括
   A. 体温过高　　　　　　B. 清理呼吸道无效　　C. 气体交换受损
   D. 舒适的改变　　　　　E. 有体液不足的危险

9. 肺炎球菌肺炎常见于
   A. 婴幼儿　　　　　　　B. 儿童　　　　　　　C. 青壮年
   D. 老年人　　　　　　　E. 各年龄段

10. 符合肺炎球菌性肺炎的整个病理过程的特点是
    A. 有肺泡壁和其他结构的损伤
    B. 轻度坏死或溃疡
    C. 消散后肺组织完全恢复正常
    D. 可留有少许纤维瘢痕
    E. 基本病理演变大体分为充血期、红色肝变期和消散期

11. 肺炎球菌肺炎患者的热型常呈
    A. 稽留热　　　　　　　B. 弛张热　　　　　　C. 间歇热
    D. 波状热　　　　　　　E. 不规则热

12. 下列哪项不是中毒性肺炎的临床表现
    A. 面色苍白　　　　　　B. 血压下降　　　　　C. 烦躁及意识模糊
    D. 咳嗽咳痰加剧　　　　E. 脉搏细速

13. 对休克型肺炎患者的护理措施不妥的是
    A. 取中凹卧位　　　　　B. 减少搬动　　　　　C. 用热水袋局部保暖
    D. 高流量吸氧　　　　　E. 迅速建立两条静脉通路

14. 中毒性肺炎抗休克治疗的首要措施是

A. 应用强心剂　　　　　　B. 补充血容量　　　　　　C. 纠正酸碱平衡失调

D. 应用血管活性药　　　　E. 应用糖皮质激素

15. 细菌性肺炎患者在应用抗生素治疗中还应进一步完成的检查是

A. 血常规　　　　　　　　B. 血液生化检查　　　　　C. 尿常规

D. X 线胸片　　　　　　　E. 痰菌检查

16. 肺炎球菌肺炎最重要的体征是

A. 呼吸浅快，鼻翼扇动　　B. 口唇发绀　　　　　　　C. 唇周疱疹

D. 胸膜摩擦音　　　　　　E. 肺实变体征

17. 肺炎球菌肺炎患者如病程延长，或在抗生素治疗下体温退后复升，白细胞持续上升，应考虑

A. 抗生素剂量不足　　　　B. 机体抵抗力低下　　　　C. 细菌产生耐药

D. 出现并发症　　　　　　E. 休克晚期

18. 对肺炎球菌肺炎患者的护理评估，下列哪项不正确

A. 见于既往健康的青壮年男性

B. 咳铁锈色痰

C. 肺实变时患侧呼吸运动减弱，触诊语颤减弱

D. 听诊呼吸音减低，闻及管样呼吸音

E. 起病急，寒战、高热、胸痛

A2型题

以下每个案例有 A、B、C、D、E 五个备选答案，请从中选择一个最佳答案。

19. 李某，男，29 岁。因寒战、高热、咳嗽伴胸痛 1 天来诊，病前曾遭雨淋。查体：体温39℃，急性病容，口周有疱疹，右下肺叩诊浊音，可闻及管状呼吸音，少许湿啰音。胸透右下肺云絮状阴影。最可能的医疗诊断是

A. 支气管哮喘　　　　　　B. 结核性胸膜炎　　　　　C. 肺炎球菌肺炎

D. 肺炎伴中毒性休克　　　E. 急性原发性肺脓肿

20. 患者，男，25 岁。寒战，高热，咳嗽，胸痛已 3 小时来院就诊。查体：体温40℃，右上肺叩诊浊音，听诊有湿啰音、异常支气管呼吸音及胸膜摩擦音。胸透右上肺有云絮状阴影，诊断为肺炎球菌性肺炎，胸痛的原因是

A. 肋骨神经炎　　　　　　B. 肋间神经炎　　　　　　C. 肺炎累及胸膜

D. 肺炎累及肋骨下神经　　E. 肺炎累及肋软骨

21. 患者，男，25 岁。因受凉后寒战、高热、咳嗽伴右胸痛 1 天入院。胸透右下肺有大片浅淡阴影，诊断为右下肺炎，其饮食原则是

A. 低盐饮食

B. 普食

C. 高蛋白、高维生素、高热量的易消化流质或半流质饮食

D. 低脂饮食

E. 少渣半流饮食

22. 患者，男，25 岁。因受凉后寒战、高热、咳嗽伴右胸痛 1 天入院。胸透右下肺有大片浅淡阴影，诊断为右下肺炎，给予抗生素治疗，停用抗生素的指标一般是

A. 体温降至正常后 3 天

B. 体温降至正常后 1 周

C. 体温降至正常后 2 周

D. 症状体征完全消失

E. X 线示炎症阴影完全消失

23. 患者，男，25 岁。因受凉后寒战、高热、咳嗽伴右胸痛 1 天入院。胸透右下肺有大片浅淡阴影。住院后经青霉素治疗 3 天后体温接近正常，患者尚有轻度咳嗽，咳痰，稍感胸闷憋气。目前对该患者的主要护理措施是

A. 遵医嘱应用解热镇痛药

B. 卧床休息为主，适当下床活动，必要时吸氧

C. 绝对卧床休息

D. 体位引流

E. 遵医嘱应用止疼药

24. 患者，因大叶性肺炎住院。体温 40.5℃，脉搏细弱，血压 90/60 mmHg，在观察病情中特别警惕发生

A. 晕厥　　　　　　　　B. 昏迷　　　　　　　　C. 心律失常

D. 休克　　　　　　　　E. 惊厥

25. 患者，男，40 岁。因高热、寒战、胸痛，来院急诊。胸透右上肺有云絮状阴影，查痰肺炎球菌（＋），该患者血象检查的结果可能是

A. 嗜酸性粒细胞增加　　B. 淋巴细胞增加　　　　C. 中性粒细胞增加

D. 大单核细胞增加　　　E. 嗜碱性粒细胞增加

A3/A4型题

以下每个案例设多个试题，请根据案例所提供的信息在 A、B、C、D、E 五个备选答案中选择一个最佳答案。

（26～30 题共用题干）

患者，男，29 岁。因寒战、高热、咳嗽伴胸痛 1 天来诊，病前曾遭雨淋。入院后患者诉头晕、口渴、肢体冷，尿量减少，血压 80/50mmHg，心率 120 次/分，脉细速。

26. 为明确诊断，最简便有效的检查是

A. 痰细菌学检查　　　　B. 肺功能测定　　　　　C. 血气分析

D. 血常规　　　　　　　E. X 线胸片

27. 考虑患者最可能的诊断是
    A. 自发性气胸　　　　　B. 急性支气管炎　　　　C. 肺结核
    D. 休克型肺炎　　　　　E. 肺梗死

28. 目前患者最主要的护理诊断或合作性问题是
    A. 体温过高
    B. 气体交换受损
    C. 潜在并发症：感染性休克
    D. 疼痛：胸痛
    E. 清理呼吸道无效

29. 抢救治疗应首先给予的是
    A. 血管活性药物
    B. 低分子右旋糖酐或平衡盐液
    C. 5％碳酸氢钠
    D. 西地兰
    E. 糖皮质激素

30. 护士给患者应采取的体位是
    A. 头低足高位　　　　　B. 半卧位　　　　　　　C. 平卧位
    D. 侧卧位　　　　　　　E. 去枕平卧位或仰卧中凹位

第七节　支气管扩张患者的护理

A1型题

以下每一道题有 A、B、C、D、E 五个备选答案，请从中选择一个最佳答案。
1. 与支气管扩张发病关系不密切的疾病是
    A. 麻疹　　　　　　　　B. 反复呼吸道感染　　　C. 猩红热
    D. 百日咳　　　　　　　E. 支气管肺炎

2. 支气管扩张患者咳嗽的特点是
    A. 长期晨间咳嗽
    B. 带喉音的咳嗽
    C. 变换体位时咳嗽加剧
    D. 急性刺激性咳嗽
    E. 带金属音的咳嗽

3. 支气管扩张患者最典型的临床症状是
    A. 慢性咳嗽、伴有喘息
    B. 慢性咳嗽、大量脓痰

    C. 慢性咳嗽、大量脓痰、反复咯血

    D. 慢性咳嗽、大量脓痰、寒战高热

    E. 慢性咳嗽、大量脓痰、呼吸困难

4. 支气管扩张病变部位的体征是

    A. 捻发音

    B. 哮鸣音

    C. 局限性持久存在的湿啰音

    D. 局限性间断湿啰音

    E. 痰鸣音

5. 支气管扩张患者在肩胛间区闻及固定的湿性啰音，其可能的病因是

    A. 百日咳   B. 肺结核   C. 遗传因素

    D. 支气管先天性发育受损   E. 慢性支气管炎

6. 干性支气管扩张的特征性表现是

    A. 呼吸困难   B. 咳嗽   C. 反复咯血

    D. 胸痛   E. 发热

7. 可作为支气管扩张的确诊依据的是

    A. 反复咯血

    B. 支气管碘油造影

    C. 慢性咳嗽及大量脓痰

    D. 肺部有固定局限的湿性啰音

    E. 胸部平片见肺纹理粗乱呈卷发样

8. 支气管扩张患者最主要的护理措施是

    A. 预防咯血窒息   B. 促进排痰   C. 加强营养

    D. 雾化吸入   E. 增强休质

9. 支气管扩张患者的饮食要求是

    A. 高热量、高脂肪

    B. 高热量、高蛋白、高维生素

    C. 高热量、低蛋白

    D. 高热量、低脂肪、高维生素

    E. 高热量、低盐、低脂肪

A2型题

以下每个案例有 A、B、C、D、E 五个备选答案，请从中选择一个最佳答案。

10. 王先生，37 岁。近 5 年内常于同一肺段反复发生肺炎伴咯血，最可能是

    A. 支气管扩张   B. 肺炎球菌肺炎   C. 早期肺癌

    D. 支气管内膜结核   E. 慢性支气管炎

11. 李女士，25 岁。支气管扩张多年，近日因上感咳嗽剧烈，有大量黄色脓痰。胸部 X 线显示病变位于右肺下叶，体位引流时护士应指导患者采取何种体位
   A. 半坐卧位
   B. 左侧卧位，头低脚高
   C. 左侧卧位，头高脚低
   D. 右侧卧位，头高脚低
   E. 右侧卧位，头低脚高

A3/A4型题

以下每个案例设多个试题，请根据案例所提供的信息在 A、B、C、D、E 五个备选答案中选择一个最佳答案。

（12～15 题共用题干）

张女士，28 岁，妊娠 5 个月。因咯血待查入院，经全面检查诊断为支气管扩张，今晨突然鲜血从口鼻涌出，随即烦躁不安，极度呼吸困难，唇指发绀，大汗淋漓，双手乱抓，两眼上翻。

12. 应首先考虑的合作性问题是
   A. 潜在并发症：窒息
   B. 潜在并发症：自发性气胸
   C. 潜在并发症：休克
   D. 潜在并发症：肺栓塞
   E. 潜在并发症：呼吸衰竭

13. 抢救时最关键的措施是
   A. 立即采取体位引流，气管插管
   B. 立即鼻导管给氧，注射呼吸兴奋剂
   C. 胸腔穿刺抽气
   D. 进行人工呼吸
   E. 输血、输液

14. 如需输血，主要依据
   A. 咯血量　　　　　B. 血红蛋白测定　　　　　C. 呼吸
   D. 血压　　　　　　E. 脉搏

15. 不宜选用的止血药是
   A. 垂体后叶素　　　B. 参三七　　　　　　　　C. 抗血纤溶芳酸
   D. 安络血　　　　　E. 氨基己酸

（16～18 题共用题干）

黄女士，43 岁。患支气管扩张，反复间断咯血。近一周来咯血加重，从痰中带血

到小量咯血。

16. 预防窒息的措施错误的是
    A. 让患者情绪放松
    B. 借助屏气以减少出血
    C. 必要时将血吸出
    D. 解释咯血原因
    E. 取患侧卧位

17. 剧烈咳嗽后，患者咯血300mL后表情恐怖、双手乱抓、张口瞪目。此时护士应做的首要护理措施是
    A. 准确记录咯血量
    B. 给予呼吸兴奋剂
    C. 给予氧气吸入
    D. 立即清除呼吸道内血块
    E. 指导患者有效咳嗽

18. 此时护士应将患者置于
    A. 头高脚低位　　　B. 头低脚高位　　　C. 健侧卧位
    D. 患侧卧位　　　　E. 端坐卧位

第八节　肺结核患者的护理

A1型题

以下每一道题有A、B、C、D、E五个备选答案，请从中选择一个最佳答案。

1. 人群结核杆菌感染率高而发病率低的主要原因是
   A. 人有先天免疫力
   B. 接种过卡介苗
   C. 入侵细菌数量少毒力小
   D. 抗结核药有效
   E. 初次感染后获得免疫力

2. 肺结核患者的发热特点多为
   A. 突起高热　　　B. 不规则热　　　C. 午后低热
   D. 弛张热　　　　E. 稽留热

3. 结核菌素试验属于
   A. 第Ⅰ型变态反应　　　B. 第Ⅱ型变态反应　　　C. 第Ⅲ型变态反应
   D. 第Ⅳ型变态反应　　　E. 第Ⅴ型变态反应

4. 观察结核菌素试验结果的时间是在注射后

A. 20~30 分钟   B. 1~2 小时   C. 12~24 小时

D. 48~72 小时   E. 72 小时以后

5. 结核菌素试验阳性的皮肤硬结直径至少应达

 A. 1mm   B. 3mm   C. 5mm

 D. 10mm   E. 15mm

6. 判定肺结核临床类型的主要依据是

 A. 年龄   B. 痰菌培养   C. 结核菌素试验

 D. 临床症状   E. 胸部 X 线检查

7. 肺结核咯血伴发热常提示

 A. 病灶扩散   B. 空洞形成   C. 支气管内血液吸收

 D. 炎症波及壁层胸膜   E. 并发血气胸

8. 属全杀菌剂的抗结核药是

 A. 链霉素   B. 利福平   C. 对氨基水杨酸钠

 D. 乙胺丁醇   E. 吡嗪酰胺

9. 有关肺结核患者的消毒隔离措施，错误的一项是

 A. 做好呼吸道隔离

 B. 剩余的饭菜煮沸后弃去

 C. 痰液加等量的1‰过氧乙酸浸泡

 D. 餐具洗涤后应煮沸 5 分钟

 E. 病室每日用紫外线灯照射

10. 预防肺结核发生与流行的关键措施是

 A. 加强营养，增强体质

 B. 接种卡介苗

 C. 隔离患者

 D. 做好痰的处理

 E. 对患者及早有效地化疗

11. 对痰菌阳性的肺结核患者，下列说法错误的是

 A. 病灶具有活动性   B. 需要抗结核治疗   C. 需要接种卡介苗

 D. 加强隔离制度   E. 加强营养

12. 对肺结核患者的痰液最简单有效的处理方法是

 A. 掩埋   B. 煮沸   C. 阳光下曝晒

 D. 纸包后焚烧   E. 1‰过氧乙酸浸泡

13. 成人继发性肺结核中最常见的是

 A. 原发型肺结核   B. 血行播散型肺结核   C. 浸润型肺结核

 D. 结核性胸膜炎   E. 慢性纤维空洞型肺结核

14. 判断结核菌素试验为弱阳性，则皮肤硬结的直径为

 A. 小于 5mm   B. 5~9mm   C. 10~19mm

    D. 20mm 及以上   E. 不足 20mm 但出现水泡

15. 切断肺结核传播途径最关键的措施是

    A. 每年进行胸部 X 线普查

    B. 对结核菌素试验阳性且与患者密切接触的家属给予药物预防

    C. 加强卫生宣教

    D. 早期发现、彻底治疗肺结核患者

    E. 接种卡介苗

16. 肺结核短程化疗的总疗程是

    A. 3~6 个月   B. 6~9 个月   C. 9~12 个月

    D. 12~18 个月   E. 18~24 个月

17. 下列关于结核菌素试验结果的描述正确的是

    A. 凡是结核菌素试验阴性都可以除外结核

    B. 卡介苗接种成功，结核菌素试验呈阳性

    C. 重症肺结核的结核菌素试验均为阳性

    D. 结核菌素试验阳性，肯定有结核病

    E. 初次感染结核后 4 周内，结核菌试验阳性

18. 结核病最主要的传播途径是

    A. 飞沫   B. 尘埃   C. 食物和水

    D. 皮肤接触   E. 毛巾或餐具

19. 下列抗结核药物中属于抑菌剂的是

    A. 异烟肼   B. 利福平   C. 链霉素

    D. 吡嗪酰胺   E. 对氨基水杨酸钠

20. 对肺结核患者的健康指导最重要的是

    A. 保持乐观情绪和治疗信心

    B. 加强营养，保证心身休息

    C. 定期复查，根据病情调整治疗方案

    D. 尽可能与家人分室或分床就寝

    E. 按医嘱规则服药，坚持疗程

21. 易引起周围神经炎的抗结核药物为

    A. 异烟肼   B. 利福平   C. 链霉素

    D. 对氨基水杨酸钠   E. 乙胺丁醇

22. 肺结核诊断最可靠的依据是

    A. 胸部 X 线片   B. 胸部 CT 检查   C. 红细胞沉降率

    D. 痰结核菌检查   E. 结核菌素试验

23. 肺结核患者在家疗养，但痰中有结核菌，正确服用利福平最简便的方法是

    A. 三餐前   B. 三餐后   C. 三餐后和临睡前

    D. 早晨空腹顿服   E. 临睡前一次

24. 肺结核患者全身毒血症状不包括
    A. 午后低热   B. 干咳   C. 疲乏
    D. 盗汗   E. 妇女月经失调

25. 痰中带血一般不见于
    A. 支气管扩张   B. 肺结核   C. 肺气肿
    D. 肺炎   E. 肺癌

26. 判断结核菌素试验结果的最重要指标是
    A. 红斑直径   B. 风团大小   C. 硬结直径
    D. 发疹时间   E. 有无水泡

27. 对病情轻的肺结核患者的护理措施不包括
    A. 高蛋白、高热量、高维生素饮食
    B. 注意隔离与消毒
    C. 绝对卧床休息
    D. 观察药物的不良反应
    E. 作好卫生宣传工作

28. 对于小量咯血的肺结核患者应采取的体位是
    A. 患侧卧位   B. 健侧卧位   C. 端坐卧位
    D. 仰卧位   E. 俯卧位

A2型题

以下每个案例有 A、B、C、D、E 五个备选答案，请从中选择一个最佳答案。

29. 林女十，30 岁。近两年来常感午后低热、盗汗，伴食欲减退、消瘦、乏力，近一周出现高热、痰量增多、伴咯血及右侧胸痛。痰菌检查结果为结核杆菌阳性。护理诊断与病情不符的一项是
    A. 知识缺乏   B. 体温过高   C. 有窒息的危险
    D. 心排出量减少   E. 营养失调：低于机体需要量

30. 崔女士，36 岁。右侧胸痛伴气急 8 日，体温 39℃，脉搏 100 次/分，呼吸 28 次/分，右肩胛下叩诊呈实音，呼吸音消失，心脏向左移位。首先考虑
    A. 肺炎   B. 肺癌   C. 肺脓肿
    D. 肺不张   E. 结核性胸膜炎

31. 肺结核小量咯血（痰中带血丝）的处理是采用
    A. 可待因 0.03g
    B. 10% 葡萄糖酸钙 10mL
    C. 安静休息，消除紧张情绪
    D. 6 – 氨基己酸 4 ~ 6g
    E. 垂体后叶素 5 ~ 10U

32. 配合医生抢救大咯血窒息时，最关键的措施是
    A. 患者取患侧卧位
    B. 立即使用中枢呼吸兴奋剂
    C. 立即使用鼻导管吸氧
    D. 立即解除呼吸道梗阻
    E. 立即输血或输液

33. 颜先生，38 岁。近一个月来右侧胸痛，乏力，盗汗，咳嗽，少量黄白痰，体温 38℃左右。X 线胸片示：右上肺大片密度不均阴影，其间有透亮区。最有确诊价值的检查方法是
    A. 痰培养加药敏
    B. 痰涂片找结核菌
    C. 血沉、白细胞总数加分类
    D. 结核菌素试验
    E. CT 检查

A3/A4型题

以下每个案例设多个试题，请根据案例所提供的信息在 A、B、C、D、E 五个备选答案中选择一个最佳答案。

(34~37 题共用题干)

张先生的夫人疑患肺结核，王女士是社区护士。

34. 王护士按医嘱给张夫人做结核菌素试验，操作错误的一项是
    A. 进针前使注射器和针头处于与患者皮肤几乎平行的位置
    B. 进针时针头斜面向上
    C. 进针后抽动活塞看有无回血
    D. 注射药液后，按揉注射部位
    E. 48 小时后观察结果

35. 结核菌素试验结果呈阳性，表明张夫人
    A. 一定患肺结核
    B. 曾感染结核菌
    C. 产生了对结核菌的抵抗力
    D. 产生了对结核病的被动免疫
    E. 有传染结核的危险

36. 张夫人痰液检查结果为结核菌阳性，王护士应告知张先生夫妇，传播结核菌最常见的途径是通过
    A. 水　　　　B. 飞沫　　　　C. 食物
    D. 衣物　　　E. 餐具

37. 张夫人应用抗结核药后诉眩晕发作，应考虑有关的药物是
    A. 利福平　　　　　　　B. 链霉素　　　　　　　C. 对氨基水杨酸钠
    D. 乙胺丁醇　　　　　　E. 异烟肼

(38～39题共用题干)

施女士，22岁。近两个月来午后低热，咳嗽，痰中带血，纳差，无力，消瘦，用消炎镇咳剂无效，痰中2次找到结核菌，胸部X线检查示右肺尖片状模糊阴影。临床诊断肺结核。

38. 按结核病分型，应诊断为
    A. Ⅰ型　　　　　　　　B. Ⅱ型　　　　　　　　C. Ⅲ型
    D. Ⅳ型　　　　　　　　E. Ⅴ型

39. 患者发生咯血后发热持续不退时，首先应考虑
    A. 继发感染　　　　　　B. 小血管内血液吸收　　C. 结核病灶播散
    D. 合并其他疾病　　　　E. 药物热

(40～41题共用题干)

患者，女，27岁。近两个月来轻度咳嗽，咳白色黏痰，痰中带血，午后低热，面颊潮红，疲乏无力，常有心悸、盗汗，较前消瘦。经X线检查，发现右上肺有云雾状淡薄阴影，结核菌素试验注射5IU，硬结直径1cm。

40. 该患者最可能的诊断为
    A. 慢性支气管炎　　　　B. 支气管扩张　　　　　C. 肺源性心脏病
    D. 支气管哮喘　　　　　E. 肺结核

41. 患者认为自己年轻，身体基础好，只要用药1～2个月就可以完全恢复，护士对此应提出的护理诊断是
    A. 活动无耐力　　　　　B. 体温过高　　　　　　C. 有感染的危险
    D. 知识缺乏　　　　　　E. 有窒息的危险

(42～43题共用题干)

患者，女，17岁。由于考大学复习功课，非常疲劳，自觉乏力，干咳，无痰，盗汗明显。

42. 临床怀疑肺结核做结核菌素试验观察结果的时间是
    A. 0.5～1小时　　　　　B. 12～24小时　　　　　C. 24～48小时
    D. 48～72小时　　　　　E. 4～8周

43. 此患者立即接受了异烟肼、链霉素、对氨基水杨酸钠的联合化疗。护士在指导用药时应告诉患者链霉素易发生的主要副作用是
    A. 听力损害和肾功能损害
    B. 周围神经炎和中毒性肝炎

C. 黄疸和过敏反应

D. 肝功能损害和高尿酸血症

E. 视神经炎和过敏反应

第九节　原发性支气管肺癌患者的护理

A1型题

以下每一道题有 A、B、C、D、E 五个备选答案，请从中选择一个最佳答案。

1. 肺癌多起源于

　　A. 支气管黏膜上皮　　　　B. 肺脏层胸膜　　　　C. 肺泡组织

　　D. 壁层胸膜上皮　　　　　E. 支气管软骨

2. 小细胞肺癌最适宜的治疗方法是

　　A. 手术治疗　　　　　　　B. 放疗　　　　　　　C. 化疗

　　D. 中药治疗　　　　　　　E. 生物治疗

3. 肺癌的早期症状主要是

　　A. 刺激性干咳嗽，痰中带血点血丝

　　B. 咳嗽、咳脓痰

　　C. 大咯血

　　D. 持续性低热

　　E. 持续性胸痛、胸闷

4. 对放疗、化疗敏感的肺癌组织细胞类型是

　　A. 鳞状上皮细胞癌　　　　B. 小细胞未分化癌　　C. 大细胞未分化癌

　　D. 腺癌　　　　　　　　　E. 肺泡细胞癌

5. 肺癌的肺外表现不包括

　　A. 杵状指　　　　　　　　B. 库欣综合征　　　　C. 肥大性骨关节病

　　D. 眼睑下垂，瞳孔缩小　　E. 多发性周围神经炎

6. 肺癌的临床表现不包括

　　A. 淋巴结肿大

　　B. 声音嘶哑

　　C. 咳嗽反复发作，痰中带血

　　D. 乏力、消瘦

　　E. 恶心、呕吐

7. 肺癌患者出现 Horner 综合征是由于肿瘤压迫

　　A. 膈神经　　　　　　　　B. 副交感神经　　　　C. 喉返神经

　　D. 臂丛交感神经　　　　　E. 颈交感神经

8. 下列不属于减轻肺癌患者化疗、放疗毒性反应的措施的是
  A. 止吐   B. 应用保护骨髓制剂   C. 支持疗法
  D. 扩张血管   E. 中医中药

9. 肺癌晚期患者癌性疼痛使用止痛药的原则不包括
  A. 个体化用药
  B. 遵循 WHO 推荐的三阶段用药
  C. 按时给药
  D. 尽量控制给药量
  E. 尽量口服给药

10. 上腔静脉压迫综合征者体检不能发现
  A. 头颈部水肿   B. 肝肿大   C. 睑结膜充血
  D. 上肢水肿   E. 前胸部淤血

11. 下列哪项可能不是肺癌转移的表现
  A. 肝大、腹水   B. 偏瘫   C. 肋骨剧痛
  D. 皮下结节   E. 神经肌肉综合征

12. 与肺癌发病关系最密切的危险因素是
  A. 长期吸烟   B. 电离辐射   C. 职业因素
  D. 大气污染   E. 维生素 A 缺乏

13. 下列哪种情况与肺癌早期关系不大
  A. 年龄在 40 岁以上   B. 刺激性咳嗽   C. 长期吸烟史
  D. 持续痰中带血   E. 头晕

14. 早期肺癌首选的治疗方法是
  A. 手术治疗   B. 放射治疗   C. 化学治疗
  D. 中药治疗   E. 免疫治疗

15. 早期诊断肺癌简单而有效的方法是
  A. X 线检查
  B. 痰脱落癌细胞检查
  C. 纤维支气管镜检查
  D. 淋巴结活组织检查
  E. 免疫学检测

16. 诊断支气管肺癌最可靠的手段是
  A. 病史和体征   B. 胸部 X 线检查   C. 痰涂片检查
  D. 胸部 CT 检查   E. 纤维支气管镜检查

17. 支气管肺癌的发病与下列哪些因素无关
  A. 饮食   B. 长期吸烟   C. 经常接触过敏物质
  D. 空气污染   E. 慢性肺疾患

A2型题

以下每个案例有 A、B、C、D、E 五个备选答案，请从中选择一个最佳答案。

18. 某肺癌患者接受化疗，护士静脉推注阿霉素 20mg + 生理盐水 20mL 时，不慎将药液漏至血管外。以下哪项处理错误

　　A. 停止注射，拔出针头

　　B. 支托痛处

　　C. 普鲁卡因注入局部皮下

　　D. 局部热敷

　　E. 氢化可的松油膏外敷

19. 患者，老年男性，有长期吸烟史。近数月来人较消瘦，且有刺激性呛咳，咳白色黏痰，有时带少量血丝，经抗感染治疗无明显效果。听诊右肺下部有局限性哮鸣音。X 线摄片见右肺下叶有肿块状阴影，无邻近转移现象。应首先采取下列哪一项治疗措施

　　A. 手术治疗　　　　　　B. 放射治疗　　　　　　C. 抗癌药物治疗

　　D. 免疫治疗　　　　　　E. 中医中药治疗

A3/A4型题

以下每个案例设多个试题，请根据案例所提供的信息在 A、B、C、D、E 五个备选答案中选择一个最佳答案。

（20～22 题共用题干）

患者，男，67 岁。确诊为原发性支气管肺癌，为行手术治疗收入院。

20. 护士采集患者的痰标本作细胞学检查，目的是为了确定痰中有无

　　A. 红细胞　　　　　　　B. 白细胞　　　　　　　C. 致病菌

　　D. 癌细胞　　　　　　　E. 黏液管型

21. 护士对患者进行评估时，发现与患肺癌最有关系的因素是

　　A. 高脂高盐饮食　　　　B. 体重过重　　　　　　C. 吸烟 30 年

　　D. 母亲有高血压　　　　E. 发现糖尿病 5 年

22. 护士进行术前护理措施中，不适宜的内容是

　　A. 鼓励戒烟

　　B. 指导患者高蛋白、高热量、高维生素、易消化饮食

　　C. 介绍手术和术后情况

　　D. 帮助患者调整好心态面对疾病

　　E. 让患者卧床休息，减少活动

第十节 胸膜炎和胸腔积液患者的护理

A1型题

以下每一道题有 A、B、C、D、E 五个备选答案，请从中选择一个最佳答案。

1. 具有胸膜摩擦音体征的疾病是
    A. 结核性干性胸膜炎
    B. 结核性渗出性胸膜炎
    C. 肺结核并发气胸
    D. 结核性脓胸
    E. 金黄色葡萄球菌肺炎

2. 对结核性渗出性胸膜炎患者行胸腔穿刺抽液，下列哪项是错误的
    A. 严格无菌操作
    B. 抽液不宜过快、过多
    C. 每周可以进行 3 次
    D. 穿刺发生"胸膜反应"不影响继续抽液
    E. 抽液后胸腔内可以不用药

3. 下列哪项检查对诊断渗出性胸膜炎最有价值
    A. 临床症状和体征   B. 胸部 X 线检查   C. 超声波检查
    D. 胸部 CT   E. 胸腔穿刺液检查

4. 感染性胸膜炎最常见的病原菌是
    A. 肺炎链球菌   B. 溶血性链球菌   C. 金黄色葡萄球菌
    D. 结核杆菌   E. 绿脓杆菌

5. 关于胸膜渗出液的叙述，下列哪项不正确
    A. 胸液李凡他试验（-）
    B. 细胞数 > 500×10^6/L
    C. 胸液中葡萄糖含量降低
    D. 蛋白含量 ≥30g/L，胸液/血清比值 > 0.5
    E. 胸液 LDH > 200U/L，胸液 LDH/血液 LDH 比值 > 0.6

6. 结核性干性胸膜炎最重要的体征是
    A. 胸部压痛   B. 语颤减弱   C. 呼吸音减低
    D. 胸膜摩擦音   E. 呼吸运动减弱

7. 大量胸腔积液所致呼吸困难，最有效的治疗措施是
    A. 持续吸氧   B. 使用中效利尿剂   C. 静注糖皮质激素
    D. 立即胸腔穿刺排液   E. 静滴氨茶碱

A2型题

以下每个案例有 A、B、C、D、E 五个备选答案，请从中选择一个最佳答案。

8. 患者，男，20 岁。3 天前患感冒后发热 38℃未退，左侧胸部刺痛，查体：左腋下、下胸部可听到胸膜摩擦音，最合适的诊断为
   A. 肺炎球菌肺炎　　　　B. 葡萄球菌肺炎　　　　C. 癌性胸膜炎
   D. 干性胸膜炎　　　　　E. 渗出性胸膜炎

9. 患者，男，18 岁。两周前受寒后出现咳嗽，发热，左胸疼痛，近 4 天来活动后气短。查体：左下胸叩诊浊音，浊音上方可听到支气管呼吸音，其下方呼吸音减弱，以至消失，最可能的诊断是
   A. 左下大叶性肺炎　　　B. 支原体肺炎　　　　　C. 化脓性胸膜炎
   D. 渗出性胸膜炎　　　　E. 左下干酪性肺炎

10. 患者，男，59 岁。咳嗽，左胸痛，气短逐渐加重，低热、无咯血，胸透左胸腔中等量积液，胸腔积液为血性渗出液，为进一步确诊首先应作下列哪项检查
   A. 胸部 CT 检查　　　　B. 纤维支气管镜检查　　C. 诊断性人工气胸
   D. 胸腔积液癌胚抗原测定　E. 胸腔积液（胸水）查癌细胞

A3/A4型题

以下每个案例设多个试题，请根据案例所提供的信息在 A、B、C、D、E 五个备选答案中选择一个最佳答案。

（11～12 题共用题干）

患者，女，30 岁。发热乏力 1 周，呼吸困难 2 天，查体体温 38.4℃，右肺听诊呼吸音减低，叩诊为实音。

11. 诊断最可能是
   A. 右大叶性肺炎　　　　B. 右干酪性肺炎　　　　C. 右胸腔积液
   D. 右肺癌，阻塞性肺炎　E. 右胸膜肥厚粘连

12. 拍胸片证实为右胸腔积液，胸穿抽液该患者突然心悸、出汗、脉细、颜面苍白，应立即给予
   A. 50% 葡萄糖静脉注射
   B. 地塞米松 20mL 加 20mL 葡萄糖液静脉注射
   C. 阿托品 1mg 肌内注射
   D. 肾上腺素 0.5mL 皮下注射
   E. 西地兰 0.2mL 加 20mL 葡萄糖液静脉注射

第十一节　呼吸衰竭患者的护理

A1型题

以下每一道题有 A、B、C、D、E 五个备选答案，请从中选择一个最佳答案。

1. 呼吸衰竭患者最早出现的表现是
    A. 咳嗽　　　　　　　B. 发绀　　　　　　　C. 呼吸困难
    D. 心率加快　　　　　E. 神志不清

2. 最易并发呼吸衰竭的疾病是
    A. 阻塞性肺气肿　　　B. 肺癌　　　　　　　C. 细菌性肺炎
    D. 大量胸腔积液　　　E. 支气管扩张

3. 不符合肺源性心脏病出现呼吸衰竭的表现的是
    A. 明显发绀　　　　　B. 急性呼吸道感染　　C. pH7.26
    D. $PaCO_2$60mmHg　　E. $PaO_2$80mmHg

4. 护士在给急性呼吸窘迫综合征患者氧气吸入时应采用
    A. 呼气末正压给氧　　B. 持续低流量给氧　　C. 间歇给氧
    D. 高浓度给氧　　　　E. 以上都不是

5. 慢性呼吸衰竭并发肺性脑病，不宜吸高浓度氧的主要原因是
    A. 防止引起氧中毒
    B. 缺氧不是主要原因
    C. 高浓度氧可解除颈内动脉窦化学感受器的兴奋性
    D. 促使二氧化碳排出过快
    E. 诱发代谢性碱中毒

6. 缺氧伴二氧化碳潴留的呼吸衰竭患者宜采用
    A. 高压给氧　　　　　B. 乙醇湿化给氧　　　C. 间歇给氧
    D. 高浓度持续给氧　　E. 低浓度持续给氧

7. 下列血气分析结果符合Ⅱ型呼衰的是
    A. PaO_2 65mmHg，$PaCO_2$ 35mmHg
    B. PaO_2 55mmHg，$PaCO_2$ 55mmHg
    C. PaO_2 40mmHg，$PaCO_2$ 35mmHg
    D. PaO_2 70mmHg，$PaCO_2$ 35mmHg
    E. PaO_2 80mmHg，$PaCO_2$ 35mmHg

8. 慢性肺源性心脏病患者发生呼吸衰竭时，给予低浓度氧疗的依据是
    A. 便于应用呼吸兴奋剂
    B. 慢性呼吸衰竭时，呼吸中枢对二氧化碳的刺激仍很敏感

　　C. 缺氧是维持患者呼吸的重要刺激因子

　　D. 氧浓度大于30%易引起氧中毒

　　E. 高浓度氧疗容易使患者呼吸兴奋

9. 诊断呼吸衰竭最主要的依据是

　　A. 原发病

　　B. 呼吸困难的临床症状

　　C. 缺氧和二氧化碳潴留的体征

　　D. 排除引起呼吸困难的有关疾病

　　E. 血气分析

10. 诱发肺源性心脏病心功能失代偿的最常见原因是

　　A. 过度劳累　　　　　　B. 补液过快　　　　　　C. 呼吸道感染

　　D. 摄盐过多　　　　　　E. 心律失常

11. 机体动脉 PaO_2 低于多少是用氧的指标

　　A. 6.6 mmHg　　　　　B. 6.6 mPa　　　　　C. 6.6 kPa

　　D. 66 kPa　　　　　　E. 0.66 kPa

12. 肺性脑病早期的精神神经症状为

　　A. 注意力不集中　　　　B. 神志恍惚　　　　　C. 昼睡夜醒

　　D. 昏睡　　　　　　　　E. 肌群抽搐

13. 某呼吸衰竭患者，进行氧疗过程中呼吸困难缓解、心率减慢、发绀减轻。表明

　　A. 缺氧不伴有二氧化碳潴留

　　B. 缺氧伴有二氧化碳潴留

　　C. 需加用呼吸兴奋剂

　　D. 需调整给氧浓度和流量

　　E. 氧疗有效，维持原治疗方案

A2型题

以下每个案例有 A、B、C、D、E 五个备选答案，请从中选择一个最佳答案。

14. 某呼吸衰竭患者，应用辅助呼吸和呼吸兴奋剂过程中，出现恶心、呕吐、烦躁、面颊潮红、肌肉颤动等现象，应考虑

　　A. 肺性脑病先兆　　　　B. 通气量不足　　　　C. 呼吸兴奋剂过量

　　D. 呼吸性碱中毒　　　　E. 痰液阻塞

15. 患者，男，68岁。因近日咳嗽、咳痰、气急明显，又出现神志不清、发绀而入院。既往有肺气肿病史。动脉血气分析 pH7.31，PaO_2 52mmHg，$PaCO_2$ 61mmHg，应给予患者

　　A. 高浓度、高流量持续吸氧

　　B. 高浓度、高流量间歇吸氧

C. 低浓度、低流量持续吸氧

D. 低浓度、低流量间歇吸氧

E. 酒精湿化吸氧

A3/A4型题

以下每个案例设多个试题，请根据案例所提供的信息在 A、B、C、D、E 五个备选答案中选择一个最佳答案。

(16~18 题共用题干)

患者，女，67 岁。肺源性心脏病病史 20 年，此次患肺炎，两周来咳嗽、咳痰，今晨呼吸困难加重，烦躁不安，神志恍惚。查体：体温 37.4℃，脉搏 110 次/分，呼吸 36 次/分、节律不整，口唇发绀，肺底闻及细湿啰音。心（－），腹（－），血压正常。

16. 患者可能出现了下述哪个并发症

    A. 呼吸衰竭   B. 上消化道出血   C. 急性脑出血

    D. 肾功能衰竭   E. 急性心力衰竭

17. 何种卧位可减轻患者的呼吸困难

    A. 平卧位   B. 右侧卧位   C. 左侧卧位

    D. 半卧位   E. 头低脚高位

18. 此时对患者的治疗哪项不宜

    A. 静脉滴注氯化钾   B. 给予镇静剂   C. 低流量吸氧

    D. 给予呼吸兴奋剂   E. 使用人工呼吸器

(19~21 题共用题干)

患者，男，65 岁。因慢性支气管炎、肺部感染、呼吸衰竭入院。护理体检：气促，不能平卧，痰黏呈黄色，不易咳出。动脉血气分析 PaO_2 5.3 kPa，$PaCO_2$ 10.8 kPa。

19. 给其氧疗时氧浓度和氧流量应为

    A. 29%，2L/min   B. 33%，3L/min   C. 37%，4L/min

    D. 41%，5L/min   E. 45%，6L/min

20. 帮助患者排痰哪种措施较好

    A. 超声雾化吸入   B. 定时翻身拍背   C. 鼓励用力咳嗽

    D. 鼻导管吸痰   E. 体位引流

21. 护士巡视时，发现患者烦躁不安，呼吸频率及心率加快，球结膜充血。应

    A. 使用镇静剂   B. 加大氧流量   C. 使用呼吸兴奋剂

    D. 降低氧浓度   E. 作气管切开准备

参 考 答 案

第一节　概　述

1. B 　2. A 　3. B 　4. D 　5. C 　6. D 　7. B 　8. C 　9. D 　10. D 　11. C
12. B 　13. D 　14. C 　15. B 　16. A 　17. E 　18. A 　19. A 　20. A 　21. D 　22. E
23. D 　24. B 　25. B 　26. B 　27. D 　28. E 　29. A 　30. C

第二节　急性呼吸道感染患者的护理

1. B 　2. E 　3. C 　4. E 　5. B 　6. D 　7. C 　8. C 　9. E 　10. B 　11. A
12. D 　13. A

第三节　慢性阻塞性肺疾病患者的护理

1. C 　2. D 　3. A 　4. B 　5. D 　6. B 　7. C 　8. A 　9. B 　10. B 　11. E
12. A 　13. C 　14. D 　15. D 　16. 　17. D 　18. B 　19. E 　20. C 　21. C 　22. D
23. D 　24. B 　25. E 　26. C 　27. 　28. B 　29. C 　30. D 　31. B 　32. B 　33. C
34. D

第四节　慢性肺源性心脏病患者的护理

1. B 　2. C 　3. C 　4. A 　5. D 　6. B 　7. A 　8. D 　9. A 　10. E 　11. B
12. B 　13. B 　14. D 　15. D 　16. 　17. C 　18. D 　19. E 　20. B 　21. C 　22. A
23. A 　24. C 　25. E 　26. C 　27. D 　28. A

第五节　支气管哮喘患者的护理

1. B 　2. A 　3. B 　4. C 　5. B 　6. D 　7. A 　8. D 　9. E 　10. B 　11. E
12. A 　13. D 　14. B 　15. E 　16. 　17. C 　18. E 　19. B 　20. B 　21. B 　22. C
23. A 　24. A 　25. C 　26. B

第六节　肺炎患者的护理

1. B 　2. E 　3. E 　4. B 　5. E 　6. E 　7. C 　8. E 　9. C 　10. C 　11. A
12. D 　13. C 　14. B 　15. E 　16. E 　17. D 　18. C 　19. C 　20. C 　21. C 　22. A
23. B 　24. D 　25. C 　26. E 　27. D 　28. C 　29. B 　30. E

第七节　支气管扩张患者的护理

1. C 　2. C 　3. C 　4. C 　5. B 　6. C 　7. B 　8. B 　9. B 　10. A 　11. B
12. A 　13. A 　14. B 　15. A 　16. B 　17. D 　18. B

第八节　肺结核患者的护理

1. E　　2. C　　3. D　　4. D　　5. D　　6. E　　7. A　　8. B　　9. B　　10. E　　11. C
12. D　　13. C　　14. B　　15. D　　16. B　　17. B　　18. A　　19. E　　20. E　　21. A　　22. D
23. D　　24. B　　25. C　　26. C　　27. C　　28. A　　29. D　　30. E　　31. C　　32. D　　33. A
34. D　　35. B　　36. B　　37. B　　38. C　　39. C　　40. E　　41. D　　42. D　　43. A

第九节　原发性支气管肺癌患者的护理

1. A　　2. C　　3. A　　4. B　　5. D　　6. E　　7. E　　8. D　　9. D　　10. B　　11. E
12. A　　13. E　　14. A　　15. B　　16. E　　17. C　　18. D　　19. A　　20. D　　21. C　　22. E

第十节　胸膜炎和胸腔积液患者的护理

1. A　　2. D　　3. E　　4. D　　5. A　　6. D　　7. D　　8. D　　9. D　　10. E　　11. C
12. D

第十一节　呼吸衰竭患者的护理

1. C　　2. A　　3. E　　4. A　　5. C　　6. E　　7. B　　8. C　　9. E　　10. C　　11. C
12. C　　13. E　　14. C　　15. C　　16. A　　17. D　　18. B　　19. A　　20. B　　21. E

第三章　循环系统疾病患者的护理

第一节　概　　述

A1型题

以下每一道题有 A、B、C、D、E 五个备选答案，请从中选择一个最佳答案。

1. 左心衰竭时，最早出现的呼吸困难是
   A. 劳力性呼吸困难　　　　B. 夜间阵发性呼吸困难　C. 端坐呼吸
   D. 心源性哮喘　　　　　　E. 急性肺水肿

2. 心前区疼痛最常见的原因是
   A. 心绞痛、心肌梗死　　　B. 急性心包炎　　　　　C. 病毒性心肌炎
   D. 心血管神经症　　　　　E. 肋间神经损伤

3. 心源性水肿的主要致病因素是
   A. 右心功能不全　　　　　B. 左心功能不全　　　　C. 全心功能不全
   D. 心律失常　　　　　　　E. 有效循环血量增多

第二节　心力衰竭患者的护理

A1型题

以下每一道题有 A、B、C、D、E 五个备选答案，请从中选择一个最佳答案。

1. 不属于心力衰竭诱发因素的是
   A. 呼吸道感染　　　　　　B. 输液过多过快　　　　C. 情绪激动
   D. 摄入钠盐过多　　　　　E. 高蛋白饮食

2. 诱发和加重心力衰竭最常见的因素是
   A. 妊娠　　　　　　　　　B. 情绪激动　　　　　　C. 心律失常
   D. 药物不良反应　　　　　E. 呼吸道感染

3. 左心衰竭的重要体征是

    A. 交替脉

    B. 心尖区舒张期隆隆样杂音

    C. 肝颈静脉回流征阳性

    D. 水冲脉

    E. 下肢水肿

4. 患者出现洋地黄中毒表现，首要的处理措施是

    A. 补液   B. 除颤仪除颤   C. 苯妥英钠纠正心律失常

    D. 停用洋地黄药物   E. 补钾

5. 服用以下药物时，心率低于 60 次/分不能使用的是

    A. 依那普利   B. 地西泮   C. 地高辛

    D. 青霉素   E. 西咪替丁

6. 下列不是治疗心力衰竭的正性肌力药物的是

    A. 二硝酸异山梨醇酯   B. 地高辛   C. 多巴胺

    D. 毛花苷 C   E. 多巴酚丁胺

7. 导致左心衰竭症状的原因主要是

    A. 高血压   B. 肺循环淤血   C. 体循环淤血

    D. 循环血量减少   E. 心室重构

8. 下列属于右心衰竭表现的是

    A. 咳嗽   B. 咳痰   C. 交替脉

    D. 肝脏肿大   E. 肺部湿啰音

A2型题

以下每个案例有 A、B、C、D、E 五个备选答案，请从中选择一个最佳答案。

9. 患者，女，58 岁。患有风湿性心脏病二尖瓣狭窄，逛街回家爬 6 层楼梯时，出现心悸、气短，判断该患者心功能分级为

    A. Ⅰ级   B. Ⅱ级   C. Ⅲ级

    D. Ⅳ级   E. Ⅴ级

10. 患者，女，66 岁。心力衰竭，近两周来应用毛花苷 C 治疗，该药物中毒最常见的反应是

    A. 恶心、呕吐   B. 少尿   C. 呼吸困难

    D. 心律失常   E. 黄、绿色视

11. 患者，男，73 岁。患有慢性心力衰竭，进行强心治疗使用洋地黄药物时，要注意患者有无禁忌证。下列属于应用洋地黄药物禁忌证的疾病是

    A. 充血性心力衰竭   B. 三度房室传导阻滞   C. 心房颤动

    D. 室上性心动过速   E. 心房扑动

12. 患者，女，60 岁。间断胸闷 1 周，1 天前突然频繁咳嗽，严重气急，咳大量粉红色泡沫痰。考虑该患者发生了急性肺水肿，给氧方式应采用
   A. 高流量，30% ~50% 乙醇湿化
   B. 中等流量，30% ~50% 乙醇湿化
   C. 高流量，10% ~20% 乙醇湿化
   D. 低流量，30% ~50% 乙醇湿化
   E. 持续低流量低浓度吸氧

13. 患者，女，49 岁。既往风湿性心脏病二尖瓣狭窄病史 5 年，两个月前出现疲乏症状，近日出现劳力性呼吸困难，经休息后缓解，患者最可能出现
   A. 慢性左心衰竭　　　　　　B. 左房衰竭　　　　　　C. 高血压危象
   D. 慢性右心衰竭　　　　　　E. 急性左心衰竭

14. 患者，女，55 岁。因咳嗽、咳痰、尿少、呼吸困难加重入院，既往有风湿性心脏病。医生考虑患者有急性左心衰，其咳嗽、咳痰的性质是
   A. 白色浆液痰
   B. 偶尔咳嗽，咳粉红色泡沫痰
   C. 频繁咳嗽，咳大量粉红色泡沫样痰
   D. 偶尔咳嗽，咳白色泡沫状痰
   E. 痰中带血丝

15. 患者，女，68 岁。间断胸闷 5 天，1 天前于夜间突然被迫坐起，频繁咳嗽，严重气急，咳大量粉红色泡沫痰，既往有冠心病史 8 年。考虑该患者发生了左心衰、急性肺水肿，为减轻呼吸困难首先应采取的护理措施是
   A. 高浓度吸氧　　　　　　B. 利尿，低盐饮食　　　　　　C. 端坐，双腿下垂
   D. 平卧，抬高双腿　　　　E. 皮下注射吗啡

16. 患者，男，71 岁。入院诊断：慢性心力衰竭，遵医嘱服用地高辛每日 0.125mg，某日患者将白墙看成黄墙，提示患者出现
   A. 心衰好转征象　　　　　　B. 心律恢复正常　　　　　　C. 洋地黄药物中毒
   D. 血钾过低　　　　　　　　E. 血钠过高

第三节　心律失常患者的护理

A1型题

以下每一道题有 A、B、C、D、E 五个备选答案，请从中选择一个最佳答案。

1. 下列不是窦性心动过速诱因的是
   A. 剧烈运动或情绪激动　　　B. 缺氧　　　　　　C. 失血性贫血
   D. 高血钾　　　　　　　　　E. 甲状腺功能亢进

2. 临床上最常见的心律失常是

    A. 期前收缩   B. 窦性停搏   C. 二度房室传导阻滞

    D. 室上性心动过速   E. 室性心动过速

3. 随时有猝死危险的心律失常是

    A. 阵发性室性心动过速   B. 心房扑动   C. 预激综合征

    D. 一度房室传导阻滞   E. 房性期前收缩

4. 下列心律失常中属于最危急的心律失常的是

    A. 室上性心动过速   B. 病态窦房结综合征   C. 预激综合征

    D. 心室颤动   E. 二度房室传导阻滞

A2型题

以下每个案例有 A、B、C、D、E 五个备选答案，请从中选择一个最佳答案。

5. 某患者心电图检查结果：常规心电图平均 P–P 间隔为 15 小格，护士为其计算心率为

    A. 60 次/分   B. 75 次/分   C. 85 次/分

    D. 90 次/分   E. 100 次/分

6. 患者，男，54 岁。劳累后感心悸，查脉搏，每隔两个正常搏动后出现 1 次过早的搏动。判断此联律为

    A. 二联律   B. 三联律   C. 频发期前收缩

    D. 成对期前收缩   E. 脉搏短绌

7. 患者，女，62 岁。心前区剧烈疼痛 2 小时入院，恶心、呕吐、烦躁、大汗淋漓，经休息和含服硝酸甘油后疼痛未见缓解。患者病情尚不稳定，最可能发生诱发心室颤动的心律失常是

    A. 窦性心动过速   B. 窦性心动过缓   C. 室上性心动过速

    D. 偶发房性期前收缩   E. 室性心动过速

8. 患者，男，68 岁。心电图：P 波消失，QRS 波形态正常，R–R 间期完全不规则，心室率极不规则，145 次/分，其心律失常类型是

    A. 阵发性室上性心动过速   B. 心房扑动   C. 窦性心动过速

    D. 心房颤动   E. 心室颤动

9. 患者，男，56 岁。4 小时前出现持续心前区疼痛，不能缓解，诊断为急性心肌梗死，收入监护室。监护中患者出现心室颤动，护士应采取的首要措施是

    A. 静脉注射利多卡因

    B. 气管切开，呼吸机辅助呼吸

    C. 高流量吸氧

    D. 非同步电除颤

    E. 同步电除颤

第四节　心脏瓣膜病患者的护理

A1型题

以下每一道题有 A、B、C、D、E 五个备选答案，请从中选择一个最佳答案。

1. 最易诱发心绞痛的瓣膜病是
    A. 主动脉瓣关闭不全
    B. 主动脉瓣狭窄
    C. 二尖瓣关闭不全
    D. 二尖瓣狭窄
    E. 肺动脉瓣狭窄

2. 有毛细血管搏动征阳性提示
    A. 休克
    B. 左心衰竭
    C. 主动脉瓣关闭不全
    D. 右心衰竭
    E. 感染性心内膜炎

A2型题

以下每个案例有 A、B、C、D、E 五个备选答案，请从中选择一个最佳答案。

3. 患者，女，38 岁。患慢性风湿性心脏病 3 年，近两个月来每当稍快步行走或梳洗时即感心悸、气急，该患者目前心功能分级属于
    A. Ⅰ级
    B. Ⅱ级
    C. Ⅲ级
    D. Ⅳ级
    E. Ⅴ级

4. 患者，女，38 岁。有风湿性心脏病二尖瓣狭窄 5 年，合并心房颤动，今晨突然发现右侧肢体行动不便，别人发现其口角歪斜，应考虑
    A. 脑出血
    B. 脑栓塞
    C. 脑血栓形成
    D. 脑肿瘤
    E. 脑水肿

A3/A4型题

以下每个案例设多个试题，请根据案例所提供的信息在 A、B、C、D、E 五个备选答案中选择一个最佳答案。

（5~8 题共用题干）

患者，女，35 岁。患风湿性心脏瓣膜病十多年，目前稍一劳累即感心慌气短，夜间常常不能平卧，检查时有颈静脉怒张，心率 98 次/分，心律绝对不齐，心尖部闻及舒张期隆隆样杂音，双下肢凹陷性水肿。

5. 该患者的瓣膜损害性质很可能是
    A. 二尖瓣狭窄
    B. 二尖瓣关闭不全
    C. 主动脉瓣关闭不全
    D. 主动脉瓣狭窄
    E. 联合瓣膜病变

6. 目前该患者的心功能属于
   A. 暂不能进行心功能分级　　B. 心功能Ⅰ级　　　　C. 心功能Ⅱ级
   D. 心功能Ⅲ级　　　　　　　E. 心功能Ⅳ级

7. 几小时前患者突然出现严重的气急、咳嗽，咳粉红色泡沫痰，伴大汗淋漓和口唇发绀，考虑发生了
   A. 急性肺栓塞　　　　　　　B. 阵发性房颤　　　　C. 急性肺水肿
   D. 亚急性细菌性心内膜炎　　E. 急性心肌梗死

8. 对上述情况护士应立即采取的措施是
   A. 使患者双腿下垂
   B. 湿化瓶加乙醇低流量吸氧
   C. 口服地高辛
   D. 静脉注射氯化钾
   E. 口服硝酸甘油

（9～11 题共用题干）

患者，女，30 岁。有风湿性心脏病史，发生心律不齐 4 年，每天上午服用地高辛 1 片治疗，近来自感食欲减退、恶心，前来就医。查心率 94 次/分，心律绝对不齐，心电图示房颤、频发室性期前收缩。

9. 上述情况提示很可能发生了
   A. 心力衰竭　　　　　　　　B. 阵发性房颤　　　　C. 胃肠型感冒
   D. 洋地黄中毒　　　　　　　E. 药物过敏

10. 接诊护士马上要做的是
   A. 马上报告医生　　　　　　B. 立即停用地高辛　　C. 抽血查电解质
   D. 询问患者服药情况　　　　E. 测量血压

11. 几天后患者突然发生脑栓塞，发生原因很可能为
   A. 体位突然改变　　　　　　B. 饮食不当　　　　　C. 心房栓子脱落
   D. 洋地黄中毒　　　　　　　E. 心率增快

第五节　原发性高血压患者的护理

A1型题

以下每一道题有 A、B、C、D、E 五个备选答案，请从中选择一个最佳答案。

1. 下列哪项不属于高血压的治疗药物
   A. 血管紧张素转化酶抑制剂
   B. 利尿药

C. 洋地黄类药物

D. 钙通道阻滞剂

E. β受体阻滞剂

2. 急进型高血压病患者受损最严重的器官是

A. 肾　　　　　　　　B. 小脑　　　　　　　C. 视网膜

D. 心　　　　　　　　E. 肝

3. 通过利尿作用达到降压效果的药物是

A. 美托洛尔　　　　　B. 硝苯地平　　　　　C. 卡托普利

D. 氢氯噻嗪　　　　　E. 氯沙坦

A2型题

以下每个案例有 A、B、C、D、E 五个备选答案，请从中选择一个最佳答案。

4. 患者，女，63 岁。高血压 10 年，门诊口服降压药治疗，血压控制效果不稳定。上午生气后出现剧烈头痛，呕吐，烦躁不安。测血压 210/145mmHg，急诊入院，遵医嘱给予硝普钠降压。关于硝普钠的用药护理，正确的是

A. 静脉推注

B. 肌内注射

C. 避光滴注

D. 可与其他药物混合使用

E. 用药过程无需监测血压

5. 患者，男，68 岁。因头晕就诊，量血压 155/95mmHg，该患者的血压属于

A. 正常血压　　　　　B. 理想血压　　　　　C. 1 级高血压

D. 2 级高血压　　　　E. 3 级高血压

6. 高血压患者，男，78 岁。睡眠中突感极度胸闷、气急、大汗、咳嗽、咳痰带血，端坐呼吸，血压 190/100mmHg，心率 120 次/分，估计该患者发生了

A. 高血压急症　　　　B. 支气管哮喘　　　　C. 高血压脑病

D. 急性肺水肿　　　　E. 肺炎

7. 患者，男，53 岁。其父母均有原发性高血压病史，门诊体检量血压 135/85mmHg，该患者每天食盐摄入量不宜超过

A. 2g　　　　　　　　B. 3g　　　　　　　　C. 4g

D. 5g　　　　　　　　E. 6g

8. 患者，女，70 岁。高血压并发心力衰竭，医嘱应用呋塞米治疗，护士应警惕下列哪项不良反应

A. 心率过快　　　　　B. 低钾血症　　　　　C. 低血糖

D. 心律失常　　　　　E. 高钠血症

9. 患者，男，59 岁。长期高血压，今日突然出现头痛、呕吐、多汗、面色苍白、

视物模糊，测血压 254/117mmHg，经及时治疗抢救，血压有所下降，考虑该患者为

A. 急进型高血压   B. 高血压危象   C. 脑血管意外

D. 高血压脑病   E. 急性心肌梗死

10. 患者，女，57 岁。因情绪激动晕倒在地，伴头痛、呕吐，既往有高血压病史 5 年，急诊入院体检：意识清楚，双侧瞳孔正常，血压 180/115mmHg，该患者可能发生了

A. 恶性高血压   B. 高血压脑病   C. 高血压危象

D. 颅内出血   E. 心源性休克

11. 患者，男，69 岁。患有原发性高血压 10 年，吸烟史 30 年，父亲死于高血压引发的脑出血，目前血压为 145/95mmHg，该患者按高血压危险度分层属于

A. 低危人群   B. 中危人群   C. 高危人群

D. 极高危人群   E. 无危险人群

12. 患者，女，42 岁。因患高血压，医生给予卡托普利 50mg，一日 3 次，晚上患者无意多服了一次，第二天起床时感到眩晕、恶心，此时护士应迅速协助患者

A. 下床活动下肢

B. 平卧抬高下肢

C. 坐位并吸氧

D. 再服 1 片卡托普利

E. 饮糖水少许

13. 患者，女，45 岁。近日体检发现血压 160/96mmHg，自诉工作紧张时有头痛、失眠等不适，对该患者的健康指导是

A. 尽早应用降压药物

B. 卧床休息，不宜活动

C. 身心休息为主

D. 应用药物为主，休息为辅

E. 及早发现病情变化，每日测血压

A3/A4型题

以下每个案例设多个试题，请根据案例所提供的信息在 A、B、C、D、E 五个备选答案中选择一个最佳答案。

（14～16 题共用题干）

患者，女，62 岁。患高血压病 7 年，诉血压波动范围（170～140）/（105～90）mmHg，未予重视，只是在头晕、头痛时服降压药，缓解后即减量或停药，身体肥胖。近一周劳累过度，今日出现剧烈头痛、头晕、恶心，测血压 205/120mmHg。确诊为高血压病，住院一周后症状消失，血压恢复至 140/90mmHg。

14. 护士建议患者每日食盐量应不超过
　　A. 6g　　　　　　　　　　B. 9g　　　　　　　　　　C. 12g
　　D. 15g　　　　　　　　　　E. 18g

15. 护士认为目前患者存在的主要护理诊断是
　　A. 潜在并发症：心力衰竭　　B. 活动无耐力　　　　　　C. 疼痛
　　D. 知识缺乏　　　　　　　　E. 潜在并发症：脑血管意外

16. 出院前，护士向患者介绍服用降压药的注意事项，其内容应除外
　　A. 合理控制体重
　　B. 应遵医嘱用药，不可自行增减或停药
　　C. 降压药需长期服用，不可停药
　　D. 服药期间不可采用非药物治疗
　　E. 改变不良生活习惯

第六节　冠状动脉粥样硬化性心脏病患者的护理

A1型题

以下每一道题有 A、B、C、D、E 五个备选答案，请从中选择一个最佳答案。

1. 动脉粥样硬化不可控制的原因是
　　A. 年龄　　　　　　　　　　B. 血脂异常　　　　　　　C. 糖尿病
　　D. 高血压　　　　　　　　　E. 肥胖

2. 典型心绞痛患者含硝酸甘油后疼痛缓解时间多在
　　A. 1 分钟内　　　　　　　　B. 1~5 分钟　　　　　　　C. 5~10 分钟
　　D. 10~20 分钟　　　　　　　E. >30 分钟

3. 典型心绞痛发作的部位常位于
　　A. 心前区且向左上肢前外侧放射
　　B. 左肋缘且向左上肢前外侧放射
　　C. 胸骨下段且向左肩背部放射
　　D. 心尖区且向左肩背部放射
　　E. 胸骨体中段或上段后且向左上肢前内侧放射

4. 急性前间壁心肌梗死的特征性心电图见于
　　A. V_1~V_4 导联　　　　　　B. V_1~V_3 导联　　　　　C. V_3~V_5 导联
　　D. V_6、I、aVL 导联　　　　E. V_1~V_6 及 I、aVL 导联

5. 急性心肌梗死患者最早最突出的症状是
　　A. 心源性休克　　　　　　　B. 室性期前收缩　　　　　C. 心前区疼痛
　　D. 呼吸困难　　　　　　　　E. 心悸

6. 急性心肌梗死患者发病24小时内死亡的主要原因是

    A. 脑梗死   B. 心脏破裂   C. 急性肺水肿

    D. 心律失常   E. 心力衰竭

7. 急性心肌梗死后室性心律失常最常发生于

    A. 6小时内   B. 3小时内   C. 12小时内

    D. 24小时内   E. 48小时内

8. 心脏骤停最主要的病因是

    A. 心肌病   B. 急性心肌炎   C. 主动脉瓣狭窄

    D. 冠心病及其并发症   E. 溺水

9. 对急性心肌梗死的处理中不正确的是

    A. 监护和一般治疗   B. 消除心律失常   C. 解除疼痛

    D. 再灌注心肌   E. 尽早使用洋地黄，增加心肌收缩力

A2型题

以下每个案例有A、B、C、D、E五个备选答案，请从中选择一个最佳答案。

10. 孙女士，70岁，患有冠心病。逛街回来后上6层楼时，出现心悸、气短，社区护士判断该患者的心功能为

    A. 心功能不全   B. 心功能I级   C. 心功能II级

    D. 心功能III级   E. 心律失常

11. 周先生，70岁，诊断心绞痛入院。舌下含服硝酸甘油0.5mg后眼前发黑、恶心，护士首先应

    A. 搀扶坐下   B. 活动四肢   C. 吸氧

    D. 立即平卧   E. 加服硝酸甘油0.5mg

12. 钱先生，60岁，因胸痛就诊，诊断为心绞痛。发生心绞痛的主要病因是

    A. 主动脉瓣狭窄   B. 主动脉瓣关闭不全   C. 心动过速

    D. 心动过缓   E. 冠脉管腔狭窄和痉挛

13. 李先生，66岁，因胸痛就诊，既往有心绞痛10年。鉴别急性心肌梗死与心绞痛，症状的主要区别是

    A. 疼痛持续时间不同   B. 疼痛表现不同   C. 疼痛部位不同

    D. 疼痛性质不同   E. 引起诱因不同

14. 周先生，68岁，突感心前区憋闷，有严重窒息感，伴恶心、呕吐及冷汗，休息及含服硝酸甘油不能缓解，最可能是

    A. 急性胰腺炎   B. 急性胆囊炎   C. 急性胃炎

    D. 急性心肌梗死   E. 心肌炎

15. 葛女士，60岁，午餐后1小时突感左前胸压榨样疼痛，持续30分钟，向左肩放射，伴冷汗、恶心。舌下含服硝酸甘油后未缓解。查体：患者烦躁，有濒死

感，生命体征正常，两肺正常，腹软无压痛。最有可能的诊断为

A. 急性心肌梗死   B. 心绞痛   C. 心律失常

D. 心衰   E. 心源性休克

16. 患者，男，64岁。心前区疼痛4小时，舌下含服硝酸甘油不缓解急诊入院。心电图示：$V_1 \sim V_5$ 导联ST段抬高，弓背向上。实验室检查：血肌酸激酶同工酶增高。该患者的诊断为

A. 不稳定型心绞痛

B. 心内膜炎

C. 主动脉夹层动脉瘤破裂

D. 病毒性心肌炎

E. 急性心肌梗死

17. 王先生，68岁，持续胸前区疼痛2小时入院。心电图检查示Ⅱ、Ⅲ、aVF导联ST段抬高，为证实是否患有心肌梗死，抽血化验，下列哪项指标特异性最高

A. 血脂   B. 血糖   C. 血白细胞

D. 血肌酸磷酸激酶   E. 血沉

18. 杨先生，76岁，因突发心前区疼痛，疼痛难忍并伴有胸闷憋气，来医院就诊，患者既往有糖尿病史20年。经检查医生诊断为广泛前壁心肌梗死，入院后有心律失常，预示室颤发生的心律失常是

A. 偶发室早   B. 室性心动过速   C. 窦性心律不齐

D. 窦性心动过缓   E. Ⅰ型房室传导阻滞

19. 马先生，56岁，因急性心肌梗死而住院治疗。出现哪项心律失常时需警惕室颤的发生

A. 心房颤动   B. 短阵室性心动过速   C. 室上性心动过速

D. 窦性心动过缓   E. 一度房室传导阻滞

20. 赵先生，67岁，急性心肌梗死。患者突然出现呼吸困难、咳嗽。查体：患者烦躁，发绀，两肺满布湿啰音；心率100次/分，律齐。首先考虑的情况是

A. 肺动脉高压   B. 急性左心衰竭   C. 心源性休克

D. 心律失常   E. 肺栓塞

21. 白女士，68岁，患冠心病10年。半年来频繁发作心前区不适，2小时前再次发作，自行含服硝酸甘油无效，疑为急性心肌梗死。最具有诊断意义的检查是

A. 血常规   B. 心肌酶   C. 运动平板

D. 超声波   E. 心电图

22. 朱先生，70岁，急性心肌梗死。心电监护仪显示患者心电呈完全不规则的波浪形曲线，无QRS波与T波。护士采取的护理措施应除外

A. 立即报告医师

B. 立即静脉推注利多卡因

C. 给予非同步电复律

D. 立即备好抢救设备和药品

E. 患者发生猝死，无抢救意义

23. 李先生，70 岁，心前区持续压榨性疼痛 4 小时，以急性前壁心肌梗死收入院。2 小时后，因病情恶化死亡。其最可能的死亡原因是

　　A. 脑出血　　　　　　　　B. 呼吸衰竭　　　　　　　C. 心脏破裂

　　D. 心功能衰竭　　　　　　E. 心律失常

24. 孙先生，62 岁，诊断为急性心肌梗死。医嘱要求查肌酸磷酸激酶（CK），护士确定的适宜的取血时间是

　　A. 饭前　　　　　　　　　B. 即刻　　　　　　　　　C. 饭后 2 小时

　　D. 服药后　　　　　　　　E. 明日晨起空腹时

25. 王先生，66 岁，胸痛 2 小时，诊断为急性心肌梗死，给予急诊溶栓治疗。下列对直接诊断冠脉再通最有价值的是

　　A. 胸痛 2 小时内基本消失

　　B. 出现心律失常

　　C. 心电图抬高 ST 段回降 >50%

　　D. 血清心肌酶峰值提前

　　E. 冠脉造影示闭塞动脉再通

26. 吕女士，70 岁，因突发急性心肌梗死急诊入院，接受尿激酶溶栓治疗，一天后患者出现缓慢性心律失常，可用的药物是

　　A. 硝酸甘油

　　B. 速尿（呋塞米）

　　C. 消心痛（硝酸异山梨酯）

　　D. 倍他乐克（美托洛尔）

　　E. 阿托品

27. 患者，男，60 岁。急性广泛前壁心肌梗死，经治疗疼痛缓解，但患者烦躁不安，血压 80/60mmHg，脉搏 120 次/分，尿量 20mL/h，此时患者的情况属于

　　A. 病情好转　　　　　　　B. 心力衰竭　　　　　　　C. 肾衰竭

　　D. 心源性休克　　　　　　E. 心律失常

28. 李先生，72 岁，突发持续性胸骨后疼痛 6 小时，含服硝酸甘油无效。心电图示急性前壁心肌梗死，室性期前收缩 8 次/分，呈二联律。除立即止痛外应迅速给予

　　A. 利多卡因静脉给药　　　B. 普罗帕酮静脉给药　　　C. 普鲁卡因胺口服

　　D. 美西律口服　　　　　　E. 维拉帕米口服

29. 王先生，因急性心肌梗死收入院。第二天突然意识丧失，血压测不清，颈动脉搏动消失。住院心电图监测为心室颤动，此时应采用的最有效的治疗是

　　A. 人工呼吸　　　　　　　B. 再次进行溶栓治疗　　　C. 非同步直流电复律

　　D. 静注利多卡因　　　　　E. 心腔内注射肾上腺素

30. 李先生，68 岁，突然出现心前区疼痛伴大汗 3 小时，急诊就医。心电图示：$V_1 \sim V_5$ 导联出现 Q 波，且 ST 段弓背向上抬高，诊断为急性心肌梗死。应用尿激酶治疗，其作用在于

    A. 疏通心肌微循环　　　　B. 增强心肌收缩力　　　　C. 溶解冠脉内血栓

    D. 促进心肌能量代谢　　　E. 减轻心脏前负荷

31. 林先生，62 岁，诊断为急性心肌梗死而收入院治疗。发生室性期前收缩应首选的药物是

    A. 吗啡　　　　　　　　　B. 阿托品　　　　　　　　C. 胺碘酮

    D. 普鲁卡因胺　　　　　　E. 利多卡因

32. 万女士，68 岁，突然出现心前区疼痛伴大汗 3 小时，急诊入院诊断为急性心肌梗死。此患者首优的护理问题是

    A. 自理缺陷　　　　　　　B. 恐惧　　　　　　　　　C. 有便秘的危险

    D. 疼痛　　　　　　　　　E. 知识缺乏

33. 丁先生，62 岁，因胸痛就诊，既往有心绞痛 10 年。鉴别急性心肌梗死与心绞痛，心电图的主要区别是前者

    A. ST 段抬高　　　　　　B. ST 段压低　　　　　　　C. T 波倒置

    D. T 波低平　　　　　　　E. 出现异常深而宽的 Q 波

34. 孟先生，59 岁，患冠心病 22 年。今日突然神志丧失，呼吸不规则，即刻进行心肺复苏，心脏按压的频率是

    A. 60 次/分　　　　　　　B. 80 次/分　　　　　　　C. 100 次/分

    D. 110 次/分　　　　　　E. 120 次/分

35. 李女士，70 岁，急性前壁心肌梗死。发病第 2 天突然出现短暂意识丧失，抽搐。考虑患者最可能出现的心律失常是

    A. 心房颤动　　　　　　　B. 房性期前收缩　　　　　C. 房室传导阻滞

    D. 室性期前收缩　　　　　E. 窦性心动过缓

A3/A4型题

以下每个案例设多个试题，请根据案例所提供的信息在 A、B、C、D、E 五个备选答案中选择一个最佳答案。

（36 ~ 37 题共用题干）

柳先生，76 岁，因突发心前区疼痛，疼痛难忍，并伴有胸闷、憋气，来医院就诊。患者既往有糖尿病史 10 年、胃溃疡 15 年、吸烟 30 年。经检查，医生诊断为广泛前壁心肌梗死，入院后有心律失常，病情不稳定。

36. 该患者发生下列哪种心律失常，预示室颤发生

    A. 心房颤动　　　　　　　B. 室性心动过速　　　　　C. 室上性心动过速

    D. 室性期前收缩　　　　　E. 三度房室传导阻滞

37. 心室纤颤的临床表现不包括
    A. 意识丧失　　　　　B. 面色苍白　　　　　C. 血压测不清
    D. 脉搏触不到　　　　E. 心音消失

(38～40 题共用题干)

患者，男，62 岁。突然出现心前区疼痛伴大汗 3 小时，急诊就医，心电图示：$V_1 \sim V_5$ 导联出现 Q 波，且 ST 段弓背向上抬高。

38. 此患者可能的诊断是
    A. 急性胃穿孔　　　　B. 急性胰腺炎　　　　C. 自发性气胸
    D. 急性心肌梗死　　　E. 带状疱疹

39. 该患者进行心肌梗死的定位诊断是
    A. 前间壁心梗　　　　B. 广泛前壁心梗　　　C. 下壁心梗
    D. 右心室梗死　　　　E. 侧壁心梗

40. 次日晨，患者心前区疼痛明显缓解，护理该患者正确的措施是
    A. 即将好转，可去卫生间上厕所
    B. 可停止吸氧
    C. 卧床休息，协助生活护理
    D. 可以正常进食
    E. 可床上坐起

(41～44 题共用题干)

刘先生，60 岁，患原发性高血压 10 年，冠心病心绞痛 2 年。近一个月来胸骨后或心前区疼痛发作频繁，持续时间延长，硝酸甘油疗效差。2 小时前因情绪激动引发胸骨后压榨性疼痛，30 分钟不缓解，伴有大汗、焦虑，急诊入院。

41. 此时患者最主要的护理诊断是
    A. 疼痛　　　　　　　B. 焦虑　　　　　　　C. 体液不足
    D. 体液过多　　　　　E. 活动无耐力

42. 此时患者可能发生
    A. 气管炎　　　　　　B. 食管炎　　　　　　C. 胸膜炎
    D. 高血压心脏病　　　E. 急性心肌梗死

43. 此时护士的护理措施不妥的是
    A. 吸氧　　　　　　　B. 绝对卧床　　　　　C. 心电监护
    D. 嘱患者大量饮水　　E. 观察胸骨后疼痛变化情况

44. 护士如果发现患者疼痛已缓解而面色苍白、脉细速、血压下降、尿量减少，应考虑可能发生
    A. 感染　　　　　　　B. 心源性休克　　　　C. 左心衰竭
    D. 心律失常　　　　　E. 肾功能衰竭

(45～48 题共用题干)

　　林先生，48 岁，冠心病病史 8 年。午饭后突然感到左前胸压榨样闷痛，向左前臂放散，伴上腹饱胀，出冷汗，烦躁不安。查：体温 37℃，血压 80/50mmHg，心音低钝，节律整齐。心电图示：Ⅱ、Ⅲ、aVF 导联 S－T 段明显抬高，有宽深 Q 波。

45. 该患者的诊断是

　　A. 心绞痛　　　　　　　B. 心肌梗死　　　　　　C. 心力衰竭

　　D. 心肌病　　　　　　　E. 心肌炎

46. 病变的部位在

　　A. 前壁　　　　　　　　B. 前间壁　　　　　　　C. 广泛前壁

　　D. 下壁　　　　　　　　E. 后壁

47. 如给患者测血清酶，则特异性最高的是

　　A. 肌酸激酶（CK）

　　B. 乳酸脱氢酶（LDH）

　　C. 丙氨酸氨基转移酶（ALT）

　　D. 肌酸激酶的同工酶（CK－MB）

　　E. 门冬氨酸氨基转移酶（AST）

48. 此时该患者已发生

　　A. 休克　　　　　　　　B. 栓塞　　　　　　　　C. 心力衰竭

　　D. 心律失常　　　　　　E. 肾功能衰竭

第七节　感染性心内膜炎患者的护理

A1型题

以下每一道题有 A、B、C、D、E 五个备选答案，请从中选择一个最佳答案。

1. 对葡萄球菌心内膜炎患者进行抗生素治疗，首选药物是

　　A. 首选青霉素，合用庆大霉素

　　B. 青霉素类或头孢菌素类加氨基糖苷类

　　C. 甲硝唑加大剂量青霉素

　　D. 青霉素加链霉素

　　E. 甲硝唑加氨基糖苷类

2. 亚急性感染性心内膜炎不具有以下哪项临床表现

　　A. 皮肤黏膜瘀点　　　　B. 杵状指　　　　　　　C. 脾肿大

　　D. 心包摩擦音　　　　　E. 发热

3. 急性自体瓣膜心内膜炎的主要致病菌是

    A. 草绿色链球菌   B. 肺炎球菌   C. 淋球菌

    D. 流感嗜血杆菌   E. 金黄色葡萄球菌

4. 诊断心内膜炎的重要方法是

    A. 血培养   B. 超声心电图   C. 尿液检查

    D. 血象   E. X 线检查

A2型题

以下每个案例有 A、B、C、D、E 五个备选答案，请从中选择一个最佳答案。

5. 李先生，诊断为感染性心内膜炎，住院期间突然出现失语、吞咽困难、瞳孔大小不等，神志模糊，最可能出现哪种并发症

    A. 脑栓塞   B. 肾栓塞   C. 肺栓塞

    D. 脾栓塞   E. 肝栓塞

第八节　心肌炎患者的护理

A3/A4型题

以下每个案例设多个试题，请根据案例所提供的信息在 A、B、C、D、E 五个备选答案中选择一个最佳答案。

（1~2 题共用题干）

小李，19 岁。1 周前因受凉，发热 39℃ 2 天，后感心悸、气短、乏力，心电图示"阵发性室性心动过速"，入院诊断为"病毒性心肌炎"，收入监护室。由于患者尚在上学，担心影响学业，再三要求出院。

1. 护士根据患者的情况，制订的护理计划中该患者目前首要的护理问题是

    A. 体温升高   B. 知识缺乏   C. 潜在并发症：心绞痛

    D. 执行治疗方案无效   E. 潜在并发症：心律失常

2. 病毒性心肌炎护理措施中最重要的是

    A. 保证休息   B. 安定情绪   C. 饮食调理

    D. 心电监测   E. 激素治疗

（3~7 题共用题干）

某中学生约 10 日前感冒发烧 4 天，一直有疲劳感，昨日感心慌、胸闷、乏力，来医院就诊，查脉搏 54 次/分，心律不齐，心电图示 P－R 间期固定，部分 P 波后有 QRS 波脱漏现象，以"急性病毒性心肌炎"收入监护病房治疗。该同学担心学习再三要求出院。

3. 该学生的心律失常诊断为
    A. 第一度房室传导阻滞
    B. 第二度Ⅰ型房室传导阻滞
    C. 第二度Ⅱ型房室传导阻滞
    D. 第三度房室传导阻滞
    E. 交界性逸搏心律

4. 患者的首要护理问题是
    A. 活动无耐力　　　　　B. 缺乏相关知识　　　　C. 焦虑
    D. 潜在心力衰竭　　　　E. 潜在心脏停搏

5. 对该患者首要采取的护理措施是
    A. 绝对卧床休息
    B. 消除紧张情绪
    C. 准备临时心脏起搏仪器
    D. 给予易消化食物
    E. 进行健康教育

6. 住院第 4 天，患者突然发生晕厥，四肢抽搐，心音消失，几秒钟后发作停止，逐步恢复神志，这时应考虑发生了下列哪种情况
    A. 癫痫发作　　　　　　B. 低血糖反应　　　　　C. 阿－斯综合征
    D. 直立性低血压　　　　E. 梅尼埃综合征

7. 针对可能诱发上述问题的原因，应指导患者注意
    A. 防止高钠饮食　　　　B. 适当床上活动　　　　C. 防止用力大便
    D. 防止高蛋白饮食　　　E. 保持情绪平稳

第九节　心肌病患者的护理

A1型题

以下每一道题有 A、B、C、D、E 五个备选答案，请从中选择一个最佳答案。

1. 引起扩张型心肌病可能的原因是
    A. 病毒感染　　　　　　B. 细菌感染　　　　　　C. 高血压
    D. 冠心病　　　　　　　E. 代谢性疾病

2. 扩张型心肌病引起心力衰竭的最常见的诱因是
    A. 情绪　　　　　　　　B. 感染　　　　　　　　C. 剧烈运动
    D. 高脂饮食　　　　　　E. 食用不易消化食物

3. 扩张型心肌病的主要临床表现是
    A. 心音减弱

B. 心尖区可听到收缩期杂音

C. 出现第三心音或第四心音

D. 以心脏扩大为主

E. 下肢水肿

4. 肥厚型心肌病的主要病因是

A. 病毒感染　　　　　B. 高血压　　　　　C. 遗传

D. 二尖瓣狭窄　　　　E. 药物中毒

A2型题

以下每个案例有 A、B、C、D、E 五个备选答案，请从中选择一个最佳答案。

5. 孟先生，30 岁。劳累后心悸、气短 5 年，休息可缓解。近一年活动中曾晕厥 2 次。体检：胸骨左缘第 3~4 肋间听到较粗糙的喷射性收缩期杂音。X 线检查心影增大不明显。心电图表现为 ST-T 改变，胸前导联常出现巨大倒置 T 波，在 I、aVL 或 II、III、aVF、V_4、V_5 可出现深而不宽的病理性 Q 波。超声心动图：室间隔的非对称性肥厚，舒张期室间隔的厚度与后壁之比 ≥1.3，间隔运动低下。应考虑的临床诊断是

A. 克山病　　　　　B. 病毒性心肌炎　　　　　C. 扩张型心肌病

D. 肥厚性心肌病　　　E. 限制性心肌病

6. 房先生，40 岁。因头晕、胸闷 1 日就诊，以扩张性心肌病收入院。曾有晕厥史。体检：心界扩大，心率 38 次/分。心电图提示三度房室传导阻滞。最恰当的处理是

A. 静脉点滴异丙肾上腺素

B. 注射阿托品

C. 静脉点滴氢化可的松

D. 安装临时性人工心脏起搏器

E. 安装永久性人工心脏起搏器

A3/A4型题

以下每个案例设多个试题，请根据案例所提供的信息在 A、B、C、D、E 五个备选答案中选择一个最佳答案。

(7~9 题共用题干)

常先生，25 岁。2 天前发热，体温 38.8℃，伴有恶心、呕吐、腹泻，按肠炎治疗好转。近 3 天来感胸闷、心悸、头晕、乏力。查体：血压 120/60mmHg，心率 100 次/分，律齐；体温 36.5℃，双肺清。心电图示：一度房室传导阻滞，T 波倒置。

7. 该患者上述症状的可能原因是

A. 心肌梗死　　　　　B. 心律失常　　　　　C. 病毒性心肌炎

D. 自主神经功能紊乱　　　E. 心包积液

8. 有助于该病诊断的检查结果是
    A. CK、AST、LDH 增高，C 反应蛋白增高
    B. 风湿因子滴度增高
    C. 血清钾离子浓度增高
    D. 天冬氨酸转氨酶增高
    E. 白细胞增多，血沉减慢

9. 有关该病的治疗护理措施，不妥的是
    A. 急性期卧床休息，保持环境安静
    B. 使用改善心肌营养和代谢的药物
    C. 症状消失，各项检查恢复正常后，可逐渐增加活动量
    D. 给予营养丰富、易消化的饮食
    E. 好转出院后，可以从事体力劳动

第十节　心包炎患者的护理

A1型题

以下每一道题有 A、B、C、D、E 五个备选答案，请从中选择一个最佳答案。

1. 缩窄性心包炎患者奇脉的表现是
    A. 脉搏搏动呈吸气性显著减弱，呼气时消失
    B. 脉搏搏动呈吸气性显著消失，呼气时减弱
    C. 脉搏搏动呈呼气性显著减弱或消失，呼气时减弱或有停顿
    D. 脉搏搏动呈呼气性显著减弱或消失，呼气时又复原
    E. 脉搏搏动呈吸气性显著减弱或消失，呼气时又复原

A3/A4型题

以下每个案例设多个试题，请根据案例所提供的信息在 A、B、C、D、E 五个备选答案中选择一个最佳答案。

（2~3 题共用题干）

2. 安先生，52 岁。一个月前诊断为急性心包炎，近两周呼吸困难严重，心率加快。查体发现患者有静脉怒张、奇脉，心浊音界向两侧增大，皆为绝对浊音区，左肩胛骨下叩诊浊音并闻及支气管呼吸音。医生考虑本患者出现大量心包积液。诊断心包积液迅速、可靠的方法是
    A. 心电图　　　　　　　B. 心包镜　　　　　　　C. 心包穿刺

D. X 线检查　　　　　E. 超声心动图
3. 正确的处理措施是
　　A. 减慢输液速度　　　　B. 夹闭胶管　　　　C. 准备抢救药物
　　D. 立即心包穿刺　　　　E. 安慰患者

参 考 答 案

第一节　概　　述

1. A　　2. A　　3. A

第二节　心力衰竭患者的护理

1. E　　2. E　　3. A　　4. D　　5. C　　6. A　　7. B　　8. D　　9. A　　10. D　　11. B
12. A　　13. A　　14. C　　15. C　　16. C

第三节　心律失常患者的护理

1. D　　2. A　　3. A　　4. D　　5. E　　6. B　　7. E　　8. D　　9. D

第四节　心脏瓣膜病患者的护理

1. B　　2. C　　3. C　　4. B　　5. A　　6. D　　7. A　　8. A　　9. D　　10. B　　11. C

第五节　原发性高血压患者的护理

1. C　　2. A　　3. D　　4. C　　5. C　　6. D　　7. E　　8. B　　9. B　　10. C　　11. C
12. B　　13. C　　14. A　　15. D　　16. D

第六节　冠状动脉粥样硬化性心脏病患者的护理

1. A　　2. B　　3. E　　4. B　　5. C　　6. D　　7. D　　8. D　　9. E　　10. B　　11. D
12. E　　13. A　　14. D　　15. A　　16. E　　17. D　　18. B　　19. B　　20. B　　21. E　　22. E
23. E　　24. B　　25. E　　26. E　　27. D　　28. A　　29. C　　30. C　　31. E　　32. D　　33. E
34. C　　35. D　　36. B　　37. B　　38. D　　39. B　　40. C　　41. A　　42. E　　43. D　　44. B
45. B　　46. D　　47. D　　48. A

第七节　感染性心内膜炎患者的护理

1. A　　2. D　　3. E　　4. A　　5. A

第八节　心肌炎患者的护理

1. B　　2. A　　3. C　　4. E　　5. A　　6. C　　7. C

第九节　心肌病患者的护理

1. A　　2. B　　3. D　　4. C　　5. D　　6. E　　7. C　　8. A　　9. E

第十节　心包炎患者的护理

1. E　　2. E　　3. D

第四章　消化系统疾病患者的护理

第一节　常见症状及其护理

A1型题

以下每一道题有 A、B、C、D、E 五个备选答案，请从中选择一个最佳答案。

1. 中枢性呕吐常见于
   A. 尿毒症
   B. 幽门梗阻
   C. 晕动病
   D. 肠梗阻
   E. 梅尼埃综合征

2. 周围性呕吐常见于
   A. 颅内压增高
   B. 幽门梗阻
   C. 代谢性酸中毒
   D. 神经衰弱
   E. 洋地黄中毒

3. 混有滞留在胃内量较多、时间较短的血液的呕吐物，其颜色为
   A. 黑色
   B. 鲜红色
   C. 暗红色
   D. 咖啡色
   E. 黄绿色

4. 呕吐物内除消化液和食物外，混有大量胆汁时，可呈
   A. 黄绿色
   B. 鲜红色
   C. 黑色
   D. 咖啡色
   E. 暗红色

5. 对频繁呕吐患者的护理措施错误的是
   A. 取头低足高位，防止吸入性肺炎
   B. 呕吐停止助其漱口
   C. 及时清理被污染的衣服、床褥
   D. 观察电解质变化
   E. 止吐剂应用后需卧床休息

6. 腹泻患者最适宜的饮食为
   A. 高脂肪饮食
   B. 高糖饮食
   C. 低胆固醇饮食
   D. 低脂少渣饮食
   E. 高膳食纤维饮食

A2型题

以下每个案例有 A、B、C、D、E 五个备选答案，请从中选择一个最佳答案。

7. 患者，男，18 岁。腹泻近一个月，每天 3~4 次，有黏液，常有里急后重，伴腹部疼痛，便后疼痛减轻。查体：左下腹轻压痛，余无特殊。对进一步确诊有重要价值的检查是
    A. 大便隐血试验　　　　B. 血液检查　　　　C. X 线钡剂灌肠
    D. 结肠镜检查　　　　　E. 药物治疗

8. 患者，女，45 岁。间断发作下腹部疼痛伴腹泻近 3 年，每天排便 4~5 次，常有里急后重感，并且排便后疼痛能够缓解。下列检查中与本病无关的是
    A. 血液检查　　　　　　B. 粪便检查　　　　C. X 线钡剂灌肠
    D. B 超检查　　　　　　E. 结肠镜检查

第二节　胃炎患者的护理

A1型题

以下每一道题有 A、B、C、D、E 五个备选答案，请从中选择一个最佳答案。

1. 慢性胃炎的主要致病因素是
    A. 胆汁反流　　　　　　B. 饮酒、吸烟　　　　C. 刺激性食物
    D. 长期服用某些药物　　E. 幽门螺杆菌感染

2. 自身免疫性胃炎可有
    A. 幽门螺杆菌阳性　　　B. 血清促胃液素明显降低
    C. 胃酸缺乏　　　　　　D. 抗壁细胞抗体阴性　　E. 甲胎蛋白增高

3. 下列不符合多灶萎缩性胃炎（B 型胃炎）的表现的是
    A. 嗳气，反酸　　　　　B. 有呕血，黑便　　　　C. 血清胃泌素降低
    D. 血清抗壁细胞抗体阳性　E. 上腹部饱胀不适或疼痛

4. 下列哪项为慢性胃炎的临床特点
    A. 长期少量出血　　　　B. 上腹部节律性疼痛　　C. 持续性上腹部疼痛
    D. 症状缺乏特异性　　　E. 持续性上腹部饱胀不适

5. 慢性胃炎最可靠的确诊方法是
    A. 胃液分析　　　　　　B. 粪便隐血试验　　　　C. 胃镜检查
    D. X 线钡餐检查　　　　E. 病史、胃脱落细胞检查

6. 急性糜烂性胃炎治疗不包括
    A. 治疗原发病　　　　　B. 去除各种诱因　　　　C. 外科手术治疗

　　D. 保护胃黏膜　　　　　　　E. 服用制酸药

7. 慢性胃炎患者的饮食护理，下列哪项不适宜

　　A. 忌暴饮暴食　　　　　　B. 宜少量多餐　　　　　　C. 宜定时定量进餐

　　D. 为帮助消化，餐后宜从事体力劳动

　　E. 胃酸低者多喝鸡汤和肉汤

8. 慢性胃炎患者的健康指导，说法不妥的是

　　A. 戒烟、戒酒

　　B. 养成细嚼慢咽的习惯

　　C. 避免食用过冷过热的食物

　　D. 腹痛时口服阿司匹林

　　E. 定期门诊复查

9. 对胃镜检查患者的护理措施下列哪项不妥

　　A. 检查前嘱患者禁食 12 小时

　　B. 检查前协助患者摘除义齿

　　C. 检查前半小时按医嘱给予阿托品皮下注射

　　D. 检查后即可进流食

　　E. 告知患者检查后出现的咽部不适会自行消失

A2型题

以下每个案例有 A、B、C、D、E 五个备选答案，请从中选择一个最佳答案。

10. 患者于中午进餐后，晚 6 时出现脐上腹痛，伴呕吐。护理查体：体温 37.7℃，
　　上腹部压痛明显，但无放射，肠鸣音亢进。血、便常规无异常。考虑该患者最
　　可能患哪种疾病

　　A. 急性胃炎　　　　　　B. 急性胰腺炎　　　　　　C. 急性胆囊炎

　　D. 急性肠炎　　　　　　E. 胃溃疡

11. 王女士，风湿病史 5 年。口服泼尼松两周，今日出现上腹不适，解黑便 3 次。
　　该患者最可能并发了

　　A. 急性胃炎　　　　　　B. 慢性胃炎　　　　　　C. 消化性溃疡

　　D. 肝硬化　　　　　　　E. 胆囊炎

12. 杨先生，44 岁，上腹部饱胀不适 1 年，略有体重减轻。胃液分析：胃酸缺乏。
　　胃镜检查诊断为慢性胃体胃炎，下列饮食护理正确的是

　　A. 鼓励患者多进食

　　B. 建议患者多食新鲜水果和蔬菜

　　C. 多食脂肪以补充营养

　　D. 多食辣椒刺激食欲

　　E. 多食肉汤、鸡汤等

第三节 消化性溃疡患者的护理

A1型题

以下每一道题有 A、B、C、D、E 五个备选答案，请从中选择一个最佳答案。

1. 与消化性溃疡形成相关的因素是
   A. 胃酸和胃蛋白酶　　　　　B. 唾液淀粉酶和溶菌酶　C. 胰蛋白酶和多肽酶
   D. 胰糜蛋白酶和脂肪酶　　　E. RNA 酶和 DNA 酶

2. 引起消化性溃疡的损害因素不包括
   A. 胃酸和胃蛋白酶　　　　　B. 非甾体类抗炎药　　　C. 粗糙和刺激性食物
   D. 吸烟　　　　　　　　　　E. 前列腺素 E

3. 消化性溃疡具有特征性的主要表现是
   A. 反酸、嗳气　　　　　　　B. 恶心、呕吐　　　　　C. 营养失调
   D. 消化功能紊乱　　　　　　E. 周期性、规律性上腹痛

4. 胃溃疡的疼痛节律为
   A. 餐前 30 分钟疼痛，进餐缓解
   B. 餐后即痛，持续 2 小时缓解
   C. 餐后 30 分钟开始痛，至下餐前缓解
   D. 餐后 2 小时痛，进餐缓解
   E. 夜间痛

5. 十二指肠溃疡患者上腹部疼痛的典型节律是
   A. 疼痛－进食－缓解　　　　B. 进食－缓解－疼痛　　C. 缓解－疼痛－进食
   D. 进食－疼痛－缓解　　　　E. 疼痛－进食－疼痛

6. 消化性溃疡最常见的并发症是
   A. 上消化道出血　　　　　　B. 幽门梗阻　　　　　　C. 急性穿孔
   D. 慢性穿孔　　　　　　　　E. 癌变

7. 下列不是消化性溃疡主要并发症的是
   A. 出血　　　　　　　　　　B. 穿孔　　　　　　　　C. 癌变
   D. 幽门梗阻　　　　　　　　E. 消化吸收障碍

8. 胃、十二指肠溃疡合并出血的主要典型症状
   A. 腹痛　　　　　　　　　　B. 恶心、呕吐　　　　　C. 呕血、黑粪
   D. 腹胀　　　　　　　　　　E. 休克

9. 胃、十二指肠溃疡合并出血的好发部位在
   A. 胃大弯或十二指肠后壁
   B. 胃小弯或十二指肠后壁

C. 胃小弯或十二指肠前壁

D. 胃大弯或十二指肠前壁

E. 胃体

10. 诊断胃、十二指肠溃疡急性穿孔的主要依据是

    A. 上腹部压痛明显

    B. 板状强直

    C. 压痛、反跳痛、肌紧张

    D. 移动性浊音阳性

    E. 腹式呼吸减弱

11. 溃疡并发幽门梗阻的患者主要临床表现是

    A. 营养不良　　　　B. 食欲减退　　　　C. 阵发性腹痛

    D. 腹胀　　　　E. 呕吐大量宿食

12. 消化性溃疡患者的疼痛节律可能在下列何种条件下改变或消失

    A. 感染　　　　B. 酗酒　　　　C. 焦虑

    D. 癌变　　　　E. 劳累

13. 胃溃疡患者出现哪种现象，应警惕癌变可能

    A. 上腹部疼痛反复发作　　B. 疼痛有节律性　　C. 厌食

    D. 体重减轻　　　　E. 大便隐血试验持续阳性

14. 消化性溃疡患者粪便隐血试验阳性提示

    A. 溃疡穿孔　　　　B. 溃疡恶变　　　　C. 溃疡有活动性

    D. 幽门梗阻　　　　E. 伴慢性胃炎

15. 下列哪项不符合胃溃疡癌变的特点

    A. 上腹痛的规律性消失　　B. 进行性贫血，消瘦　　C. 反酸烧心加重

    D. 食欲减退　　　　E. 大便潜血持续阳性

16. 诊断消化性溃疡最有价值的辅助检查是

    A. 胃镜及黏膜活组织检查　　C. 幽门螺杆菌检测　　E. 胃液分析

    B. X 线钡餐检查　　　　D. 血清胃泌素测定

17. 十二指肠溃疡治疗方案中，占主要地位的是

    A. 改善饮食习惯　　　　B. 避免情绪应激　　C. 制止胃酸分泌

    D. 抗幽门螺杆菌感染　　E. 生活有规律

18. 西咪替丁（泰胃美）为

    A. H_2受体兴奋药　　　　B. H_2受体阻滞药　　C. 质子泵抑制剂

    D. 制酸药　　　　E. 前列腺素制剂

19. 西咪替丁治疗消化性溃疡的机制是

    A. 减弱壁细胞功能　　　　B. 抑制迷走神经　　C. 抑制促胃液素

    D. 与组胺竞争 H_2受体　　E. 防 H^+ 回渗

20. 作用最强的胃酸分泌抑制剂是

    A. 抗酸药   B. H_2受体阻滞药   C. 质子泵抑制剂

    D. 胶体枸橼酸铋   E. 胆碱能受体阻滞药

21. 消化性溃疡患者服用抗酸药的适宜时间为

    A. 餐前半小时   B. 餐前 1 小时   C. 餐中

    D. 餐后半小时   E. 餐后 1 小时

22. 硫糖铝服药的适宜时间是

    A. 餐前 2 小时   B. 餐前 1 小时   C. 餐中

    D. 餐后 1 小时   E. 餐后 2 小时

23. 属 H^+-K^+-ATP 酶阻滞剂的药物是

    A. 硫糖铝   B. 奥美拉唑   C. 丙谷胺

    D. 德诺   E. 氢氧化铝

24. 增加黏膜抵抗力、促进消化性溃疡愈合的药物是

    A. 奥美拉唑   B. 枸橼酸铋钾   C. 丙谷胺

    D. 雷尼替丁   E. 氢氧化铝

25. 具有抗幽门螺杆菌作用的药物是

    A. 硫糖铝   B. 枸橼酸铋钾   C. 前列腺素

    D. 雷尼替丁   E. 氢氧化铝

26. 消化性溃疡患者进餐应有规律，主食应以何为主

    A. 流质（如牛奶）   B. 半流质（如稀饭）   C. 普通流食，不忌嘴

    D. 面食   E. 杂粮

A2型题

以下每个案例有 A、B、C、D、E 五个备选答案，请从中选择一个最佳答案。

27. 患者，女，32 岁。3 年来常出现左上腹痛，常在进食后疼痛，先后曾呕血 3 次，胃肠钡餐检查未发现明显异常，体检仅上腹压痛。该患者最有可能的诊断是

    A. 慢性胃炎   B. 胃癌   C. 胃溃疡

    D. 肠梗阻   E. 十二指肠溃疡

28. 患者，女，32 岁。上腹部节律性疼痛 2 年，常于过度劳累后诱发。近 3 天疼痛加剧，突然呕血约 500mL。查体：血压 90/60mmHg，巩膜无黄染，上腹部无压痛，未触及肝脾。基于目前了解的信息，该患者最有可能是

    A. 肝硬化   B. 原发性肝癌   C. 溃疡癌变

    D. 溃疡并发出血   E. 溃疡并发穿孔

29. 患者，男，35 岁。1 个月来周期性发作上腹痛，疼痛多在餐后 2～3 小时及夜间出现，进食后可缓解，两天来解柏油样便，患者自觉心慌，家人发觉患者面色苍白，四肢湿冷，血压 80/50mmHg，脉搏为 120 次/分，应诊断为

    A. 急性胰腺炎

    B. 急性胃溃疡

    C. 十二指肠溃疡并发上消化道出血休克

    D. 急性胃穿孔

    E. 急性腹膜炎

30. 患者，男，34 岁。患十二指肠溃疡病多年，于饱餐后突然出现上腹剧烈疼痛、腹肌紧张及休克。首先应考虑并发

    A. 幽门梗阻   B. 急性胃穿孔   C. 急性胰腺炎

    D. 急性胆囊炎   E. 慢性胃穿孔

31. 患者，男，30 岁。有消化性溃疡病史，突发上腹部剧痛 5 小时，伴大汗淋漓、烦躁不安，服用制酸剂不能缓解，考虑有溃疡病穿孔的可能。下列选项中最有助于判断穿孔的体征是

    A. 腹肌紧张   B. 肠鸣音消失   C. 腹部移动性浊音阳性

    D. 腹式呼吸减弱   E. 腹部叩诊鼓音

32. 患者，男，55 岁。患"幽门管溃疡"1 个月，现原有疼痛节律消失，出现餐后上腹部饱胀，频繁呕吐宿食，最可能的并发症为

    A. 出血   B. 穿孔   C. 幽门梗阻

    D. 急性胃肠炎   E. 癌变

33. 患者，男，65 岁。胃溃疡病史 20 年，常于餐后出现中上腹疼痛，服氢氧化铝可缓解，近一年来疼痛不似从前有规律，且服氢氧化铝也难以缓解，伴消瘦，诊查：大便隐血阳性，最可能的诊断是

    A. 胃溃疡伴溃疡出血   B. 胃十二指肠溃疡出血   C. 胃癌出血

    D. 慢性胃炎出血   E. 食管静脉曲张破裂出血

34. 患者，男，40 岁。上腹部间歇规律性疼痛 2 年，疼痛呈烧灼样，多于进餐后半小时发作，持续 1 小时左右缓解，劳累时易发作。根据患者的症状，首选的检查方法是

    A. 幽门螺杆菌检查   B. 胃镜检查   C. 胃液分析

    D. X 线钡餐检查   E. B 超检查

35. 患者，男，44 岁。有溃疡病病史，近日感觉上腹饱胀不适，餐后疼痛加重，并大量反复呕吐，呕吐物为酸腐味的宿食。此时对该患者最有效的护理措施是

    A. 洗胃   B. 绝对卧床休息   C. 禁食补液

    D. 解痉镇痛   E. 心理护理

36. 患者，女，60 岁。有溃疡病史 10 余年，突然出现呕血约 500mL，伴有黑便，急诊入院。查体：神志清楚，血压 100/60mmHg，心率 110 次/分。以下护理措施中正确的是

    A. 平卧位，头部略抬高

    B. 三腔二囊管压迫止血

C. 呕吐时头偏向一侧，防止误吸和窒息

D. 快速滴入血管加压素

E. 暂时给予流质饮食

37. 患者，男，45 岁。因突发性中上腹剧痛 12 小时来院急诊，体检发现板状腹，腹部立位平片示膈下有游离气体，生命体征尚平稳。既往有消化性溃疡病和不规则服药史。对该患者目前首先应采取的必要措施为

A. 高浓度吸氧　　　　　B. 使用镇痛药　　　　　C. 立即输血

D. 禁食并胃肠减压　　　E. 立即使用抗生素

A3/A4型题

以下每个案例设多个试题，请根据案例所提供的信息在 A、B、C、D、E 五个备选答案中选择一个最佳答案。

(38～40 题共用题干)

患者，男，25 岁。近两年因工作关系，饮食不能按时和定量，冷热又失当，并开始嗜烟酒，患者出现饥饿或半夜痛醒史，进食物或服用碱性药物可使症状缓解。

38. 根据病史首先考虑可能患有

A. 胃溃疡　　　　　　　B. 胃炎　　　　　　　　C. 胃癌

D. 十二指肠球部溃疡　　E. 十二指肠球炎

39. 4 小时前饱餐后，突然感到上腹部剧痛，旋即向全腹扩散，出冷汗，平卧不敢翻身，不发热。护理体检：体温正常，脉搏 88 次/分，有力，腹部平坦无胃型，腹式呼吸表浅，肝区浊音界消失，腹呈板样强直伴压痛及反跳痛，尤其以中上腹为显著，肠鸣音消失。可能是并发了

A. 急性胰腺炎　　　　　B. 十二指肠球部溃疡穿孔

C. 胃溃疡穿孔　　　　　D. 幽门梗阻　　　　　　E. 胃癌穿孔

40. 此时，下列哪项护理措施是错误的

A. 绝对卧床休息　　　　B. 禁用止痛药　　　　　C. 静脉输液

D. 做好术前准备　　　　E. 给予流质饮食

(41～42 共用题干)

患者，女，33 岁。反复反酸、嗳气 2 年，餐后 2 小时中、上腹胀痛，进食后缓解。近日，上腹部持续腹痛较以往严重。今晨，突然出现面色苍白、大汗淋漓、四肢有厥冷、烦躁不安，测血压为 10.4/5.8kPa。

41. 若患者出现呕吐宿食，其可能出现的并发症是

A. 出血　　　　　　　　B. 感染　　　　　　　　C. 幽门梗阻

D. 癌变　　　　　　　　E. 穿孔

42. 此时，考虑近来大便性状最支持诊断的是

A. 黏液便   B. 冻状便   C. 食糜便

D. 脂肪泻   E. 柏油便

(43～44 题共用题干)

患者，男，41 岁。上腹疼痛伴反酸、嗳气 2 个月，检查有上腹部轻压痛，大便隐血试验阳性，经纤维胃镜检查后诊断为十二指肠球部溃疡。

43. 大便隐血试验阳性提示为

     A. 并发幽门梗阻   B. 溃疡病变活动   C. 溃疡病变

     D. 并发慢性穿孔   E. 合并胃炎

44. 纤维胃镜检查前准备不需要

     A. 消除患者紧张心理   B. 禁食 8 小时   C. 取下活动假牙

     D. 抽尽胃内容物   E. 排空大小便

(45～47 题共用题干)

患者，男，42 岁。间歇性上腹痛 3 年，有嗳气、反酸、食欲缺乏，冬春季节较常发作。近 3 天来腹痛加剧，突然呕血 200mL。

45. 该患者出血的原因，最有可能的是

     A. 慢性胃炎   B. 消化性溃疡   C. 胃癌

     D. 胃肠道黏膜糜烂   E. 肝硬化

46. 为确诊应首选的检查是

     A. X 线钡餐检查   B. 超声检查   C. 大便隐血试验

     D. 纤维内镜检查   E. 胃液分析

47. 最适宜采取何种治疗

     A. 禁食   B. 流质饮食＋输液＋法莫替丁

     C. 禁食＋输血治疗   D. 禁食＋输液治疗   E. 输血治疗＋酚磺乙胺

(48～50 题共用题干)

患者，男，38 岁。有胃溃疡史 8 年，因突发腹痛 3 小时来急诊。

48. 采集病史时应特别注意询问

     A. 近期饮酒情况

     B. 近期胃镜检查情况

     C. 胃溃疡病史

     D. 腹痛部位、性质和伴随症状

     E. 近期食欲与睡眠情况

49. 对确诊有价值的辅助检查是

     A. 腹部 CT   B. 腹腔灌洗   C. 淀粉酶测定

     D. X 线   E. 腹部 MRI

50. 在没有明确诊断前，应采取的护理措施是
    A. 流质饮食　　　　　B. 适当镇痛　　　　　C. 腹部热敷
    D. 胃肠减压　　　　　E. 适当解痉

第四节　肝硬化患者的护理

A1型题

以下每一道题有 A、B、C、D、E 五个备选答案，请从中选择一个最佳答案。

1. 在我国肝硬化最常见的原因为
   A. 酒精中毒　　　　　B. 药物中毒　　　　　C. 甲型肝炎
   D. 慢性心功能不全　　E. 乙型肝炎

2. 有关肝硬化的表现，正确的是
   A. 上腹部节律性疼痛，进食后 30~60 分钟发作
   B. 上腹部剧烈性疼痛，阵发性加剧
   C. 腹壁柔韧感
   D. 腹壁静脉曲张，血流方向正常
   E. 上腹部节律性疼痛，进食后 2~3 小时发作，有时夜间被痛醒

3. 肝硬化患者肝功能减退的临床表现不包括
   A. 齿龈出血　　　　　B. 脾大　　　　　　　C. 肝掌
   D. 水肿　　　　　　　E. 黄疸

4. 蜘蛛痣的形成与下列何种因素有关
   A. 毛细血管脆性增加　B. 凝血机制障碍　　　C. 过敏因素
   D. 血中雌激素增加　　E. 严重感染

5. 肝硬化出现全血细胞减少的主要原因是
   A. 出血　　　　　　　B. 营养不良　　　　　C. 并发感染
   D. 肝肾综合征　　　　E. 脾功能亢进

6. 肝硬化失代偿期最突出的临床表现是
   A. 肝大　　　　　　　B. 脾大　　　　　　　C. 腹水
   D. 呕血　　　　　　　E. 交通支扩张

7. 下列不属于门静脉高压侧支循环的是
   A. 食管下段静脉曲张　B. 下肢静脉曲张　　　C. 脐周静脉曲张
   D. 腹壁静脉曲张　　　E. 痔静脉曲张

8. 肝硬化的并发症为
   A. 急性穿孔　　　　　B. 病毒性肝炎　　　　C. 胆汁淤积
   D. 肝性脑病　　　　　E. 营养失调

9. 肝硬化并发上消化道出血的诱因为
 A. 饮食过饱　　　　　　B. 食物粗糙　　　　　　C. 营养障碍
 D. 大量放腹水　　　　　E. 电解质紊乱

10. 晚期肝硬化最严重的并发症和最常见的死亡原因是
 A. 感染　　　　　　　　B. 上消化道出血　　　　C. 肝肾综合征
 D. 电解质紊乱　　　　　E. 肝性脑病

11. 符合肝硬化失代偿期诊断的辅助检查表现是
 A. γ-球蛋白降低　　　　B. 全血细胞增多　　　　C. IgA 明显增高
 D. 血清白蛋白降低　　　E. A/G 比例正常

12. 大量腹水的患者最宜采取何种体位
 A. 半卧位　　　　　　　B. 平卧位　　　　　　　C. 侧卧位
 D. 坐位　　　　　　　　E. 高枕卧位

13. 肝硬化伴大量腹水取半卧位的原因是
 A. 有利于腹水消退　　　B. 增加回心血量　　　　C. 减轻心脏负荷
 D. 减轻呼吸困难　　　　E. 降低腹内压力

14. 肝硬化腹水用利尿剂治疗时，适宜的体重变化为每周减轻
 A. 1kg　　　　　　　　 B. 2kg　　　　　　　　 C. 3kg
 D. 4kg　　　　　　　　 E. 5kg

15. 肝硬化腹水患者每日进水量应限制在
 A. 500mL 左右　　　　　B. 800mL 左右　　　　　C. 1000mL 左右
 D. 1200mL 左右　　　　 E. 1500mL 左右

16. 肝硬化腹水患者每日钠盐应限制在
 A. 1～2g　　　　　　　 B. 2～3g　　　　　　　 C. 3～4g
 D. 4～5g　　　　　　　 E. 5～6g

17. 肝硬化大量放腹水时，易于诱发
 A. 晕厥　　　　　　　　B. 肝性脑病　　　　　　C. 上消化道出血
 D. 休克　　　　　　　　E. 呼吸衰竭

18. 肝硬化患者内分泌失调致肾上腺皮质功能减退可引起下列哪一项表现
 A. 肝掌　　　　　　　　B. 蜘蛛痣　　　　　　　C. 睾丸萎缩
 D. 皮肤色素沉着　　　　E. 男性乳房发育

19. 对肝硬化大量腹水患者的护理，下列哪项是错误的
 A. 低盐饮食　　　　　　B. 皮肤护理　　　　　　C. 准确记录出入量
 D. 应用利尿药患者均应补钾　　　　　　　　　　E. 给予半卧位

20. 门静脉高压症患者吃干硬、粗糙的食物，易引起
 A. 脾大　　　　　　　　B. 脾功能亢进　　　　　C. 呕血、黑便
 D. 顽固性腹水　　　　　E. 肝性脑病

21. 对肝硬化失代偿期患者的护理应注意

A. 应禁止蛋白质食物，以防诱发肝性脑病

B. 可随意进食普通饮食

C. 少量饮酒可扩张血管，改善门静脉循环

D. 饮食宜清淡，避免粗糙食物

E. 腹水时每天补水量不能少于1500mL

22. 关于肝硬化患者的健康指导不正确的是

A. 坚持定期门诊复查

B. 严格按医嘱服药

C. 指导家属理解和关心患者，给予精神支持和生活照顾

D. 服利尿药期间出现软弱无力、心悸等症状，应及时就医

E. 出现性格、行为改变时，继续观察病情

23. 某肝硬化合并腹水患者，行腹腔穿刺放液后应注意下列哪项内容

A. 取半卧位 　　　　　 B. 鼓励患者大量饮水 　　　 C. 给患者快速补液

D. 观察尿量是否减少 　　 E. 束紧多头腹带

24. 腹腔穿刺放液后应指导患者至少卧床休息

A. 4 小时 　　　　　　 B. 8 小时 　　　　　　　　 C. 12 小时

D. 16 小时 　　　　　　 E. 24 小时

A2型题

以下每个案例有 A、B、C、D、E 五个备选答案，请从中选择一个最佳答案。

25. 患者，男，61 岁。因"腹胀、尿少10 天"收入院，因关节炎长期服用阿司匹林，实验室检查提示乙肝两对半阳性，B 超示"肝硬化腹水"，考虑该患者肝硬化的主要病因是

A. 酒精中毒 　　　　　　 B. 药物 　　　　　　　　 C. 循环障碍

D. 营养失调 　　　　　　 E. 病毒性肝炎

26. 患者，女，60 岁。慢性乙肝 20 余年，进食炸油饼后突发呕血和黑粪，此患者呕血的原因可能是

A. 胃癌出血 　　　　　　　　　 B. 胃溃疡出血 　　　　　　 C. 急性胃黏膜病变

D. 食管胃底静脉曲张破裂出血 　　　　　　　　　　　　 E. 血小板过低引起出血

27. 患者，男，40 岁。肝硬化晚期伴大量腹水，腹水产生的主要原因是

A. 门静脉高压和低蛋白血症

B. 淋巴液生成过多

C. 水摄入过多

D. 醛固酮和抗利尿激素增多

E. 右心功能不全

28. 肝硬化患者，男，40 岁。查体：面部蜘蛛痣、肝掌、乳房发育，此体征是由于

A. 门静脉高压　　　　　B. 低蛋白血症　　　　　C. 肝功能不全

D. 脾功能亢进　　　　　E. 肾上腺皮质功能减退

29. 患者，男，56 岁。肝硬化病史 5 年，今日饮酒后突然大量呕血，伴神志恍惚、四肢湿冷、血压下降。该患者最易出现的并发症为

A. 自发性腹膜炎　　　　B. 心力衰竭　　　　　　C. 肾功能衰竭

D. 肝性脑病　　　　　　E. 水、电解质紊乱

30. 患者，男，45 岁。肝硬化大量腹水，突然出现不明原因的发热、腹痛，触诊发现腹肌紧张，有压痛，并伴轻度反跳痛，此时该患者最可能的并发症是

A. 上消化道出血　　　　B. 自发性腹膜炎　　　　C. 肝性脑病

D. 穿孔　　　　　　　　E. 肝肾综合征

31. 患者，男，56 岁。肝硬化病史 7 年。近一个月来出现肝脏进行性肿大及持续性肝区疼痛，腹水呈血性。该患者最可能的并发症为

A. 上消化道出血　　　　B. 感染　　　　　　　　C. 活动性肝炎

D. 原发性肝癌　　　　　E. 肝脓肿

32. 患者，男，45 岁。曾有肝炎病史，最近 3 个月来反复出现牙龈、鼻出血，腹胀明显。为明确诊断，哪项检查方法既快又准确

A. 腹部触诊　　　　　　B. 肝功能　　　　　　　C. 甲胎蛋白

D. B 型超声波　　　　　E. X 线平片

33. 患者，男，67 岁。有长期的酗酒史，因肝硬化多次住院。此次因腹水和黄疸再次入院，查体：体温 36.1℃，脉搏 92 次/分，呼吸 26 次/分，血压 140/80mmHg。根据其现病史，实验室检查结果可能有

A. 血钾增高　　　　　　B. 血氨降低　　　　　　C. 凝血时间延长

D. AST 水平降低　　　　E. 白细胞增高

34. 患者，女，58 岁。有慢性肝炎病史 15 年，患肝硬化 7 年，曾多次住院。此次因为出现腹水和黄疸再次入院，查体：体温 36.4℃，脉搏 88 次/分，呼吸 22 次/分，血压 130/80mmHg。目前该患者最主要的护理问题是

A. 焦虑　　　　　　　　B. 恐惧　　　　　　　　C. 知识缺乏

D. 活动无耐力　　　　　E. 体液过多

35. 患者，男，62 岁。肝硬化病史 5 年，此次因"呕血 2 天"入院。查体：面色苍白，精神萎靡，体温 37.8℃，脉搏 118 次/分，呼吸 22 次/分，血压 90/60mmHg，该患者目前存在的首优护理问题是

A. 体温升高　　　　　　B. 生命体征改变　　　　C. 活动无耐力

D. 体液不足　　　　　　E. 有受伤的危险

36. 辛某，男，43 岁。肝硬化，拟行门 – 腔静脉吻合术，其主要目的是

A. 改善肝功能　　　　　B. 消除脾功能亢进　　　C. 降低门静脉的压力

D. 减少腹水形成　　　　E. 阻断侧支循环

37. 一肝硬化患者，述乏力、食欲不振。护理体检：神志清，消瘦，轻度黄疸，腹

部移动性浊音（+）。X 线钡剂检查提示胃底食管静脉曲张。该患者的饮食护理中不恰当的是
A. 高蛋白饮食　　　B. 适量脂肪饮食　　　C. 高热量饮食
D. 低盐、适当限水　　B. 多食粗纤维和粗粮以保持大便通畅

38. 患者，女，46 岁。3 年前出现皮肤瘙痒和黄疸，诊断为原发性胆汁性肝硬化，近一周黄疸加重，出现大量腹水，在护理中不正确的是
A. 按医嘱给予利尿药
B. 指导患者半卧位以减轻呼吸困难
C. 定期测量腹围
D. 进水量限制在 1000mL/d 左右，准确记录每日出入量
E. 低盐饮食，限制每日食盐 5g

39. 某肝硬化患者，男，40 岁。近日感腹胀、呼吸困难，B 超示大量腹水，对其护理不适宜的是
A. 安置患者平卧位　　　B. 严格限制水、盐摄入　C. 防治压疮
D. 记录每日出入液量　　E. 协助放腹水

40. 患者，男，46 岁。4 年前诊断为肝硬化，近一周症状加重，出现大量腹水，对该患者的腹水治疗不宜采用的是
A. 输注白蛋白　　　B. 饮食中限制盐的摄入　C. 应用利尿剂
D. 反复大量放腹水　　E. 进水量每天限制在 1000mL 左右

41. 患者，女，50 岁。肝硬化 10 余年伴大量腹水，近日出现意识障碍，血氨增高，肝肾功能减退，下列治疗不妥的是
A. 加强利尿，减少腹水
B. 精氨酸静脉滴注
C. 口服乳果糖，降低肠腔 pH，减少氨的形成和吸收
D. 静脉注射支链氨基酸补充能量，降低血氨
E. 选用谷氨酸钠，降低血氨

42. 患者，男，45 岁。因肝硬化大量腹水住院治疗。以下对该患者的护理措施正确的是
A. 患者取平卧位，增加肝、肾血流量
B. 每日进水量限制在 1200mL
C. 腹腔放液后应放松腹带，防止腹压增高
D. 利尿剂应用以每天体重减轻不超过 1kg 为宜
E. 腹穿后束紧腹带，防止腹内压骤降

43. 肝硬化患者食管胃底静脉曲张破裂出血，为防止肝性脑病的发生，不宜采取的措施是
A. 生理盐水清洁灌肠　　B. 肥皂水清洁灌肠　　C. 硫酸镁导泻
D. 白醋加生理盐水灌肠　　E. 番泻叶泡水口服

A3/A4型题

以下每个案例设多个试题，请根据案例所提供的信息在 A、B、C、D、E 五个备选答案中选择一个最佳答案。

(44~45 题共用题干)

患者，男，56 岁。既往有肝炎病史，近两个月来出现明显消瘦、食欲减退，右上腹不适，低热、腹胀、尿量减少，双下肢轻度水肿。腹部移动性浊音（＋），血清白蛋白/球蛋白比值 0.8。

44. 不是该患者形成腹水主要因素的是
    A. 门脉高压
    B. 肝淋巴液生成过多
    C. 血浆胶体渗透压降低
    D. 肾小球对水和钠的重吸收增加
    E. 肝脏对醛固酮和抗利尿激素灭活降低

45. 肝硬化诊断成立，下列哪一项措施对患者不恰当
    A. 卧床休息　　　　　B. 限制水钠　　　　　C. 低蛋白饮食
    D. 禁酒和避免粗食　　E. 每日口服利尿药

(46~48 题共用题干)

王先生，患肝硬化已 4 年，今日饮酒后突然大量呕血，伴神志恍惚、四肢湿冷、血压下降。

46. 据上述资料判断患者出血量约为
    A. 500mL　　　　　　B. 600mL　　　　　　C. 700mL
    D. 800mL　　　　　　E. 1000mL 以上

47. 此时最有效的止血方法是
    A. 静滴西咪替丁
    B. 胃内灌注去甲肾上腺素
    C. 补充血容量
    D. 生长抑素
    E. 双气囊三腔管压迫止血

48. 该患者最易诱发
    A. 自发性腹膜炎　　　B. 心力衰竭　　　　　C. 肾功能衰竭
    D. 肝性脑病　　　　　E. 水电解质紊乱

(49~50 题共用题干)

患者，男，42 岁。食欲不振，尿色深 2 周，来院就诊。查体：皮肤、巩膜均黄染，

肝大，肋下 2cm，轻度触痛，脾肋下未及；实验室检查：总胆红素 120μmol/L，直接胆红素 60μmol/L，ALT200U/L，ALP100 U/L，GGT100 U/L，尿胆红素及尿胆原未呈阳性；彩超检查未见胆囊肿大及胆总管扩大。

49. 考虑其黄疸属于

    A. 肝细胞性黄疸　　　　　　B. 多吃胡萝卜　　　　　　C. 肝胆管结石

    D. 溶血性黄疸　　　　　　　E. 胰头癌肝外胆管受压

50. 下列检查哪项可能出现异常

    A. AFP　　　　　　　　　　B. 凝血酶原时间　　　　　C. 游离血红蛋白

    D. 网织红细胞计数　　　　　E. 骨髓涂片检查

第五节　原发性肝癌患者的护理

A1型题

以下每一道题有 A、B、C、D、E 五个备选答案，请从中选择一个最佳答案。

1. 与原发性肝癌的发生关系最密切的疾病是

    A. 甲型肝炎　　　　　　　　B. 乙型肝炎　　　　　　　C. 中毒性肝炎

    D. 肝包虫病　　　　　　　　E. 肝脓肿

2. 原发性肝癌最常见的症状是

    A. 肝区疼痛　　　　　　　　B. 食欲减退　　　　　　　C. 进行性消瘦

    D. 黄疸　　　　　　　　　　E. 发热、乏力

3. 原发性肝癌肝区疼痛常呈

    A. 持续性胀痛　　　　　　　B. 间歇性隐痛　　　　　　C. 阵发性绞痛

    D. 持续性灼痛　　　　　　　E. 偶发性剧痛

4. 原发性肝癌最常见的转移途径是

    A. 淋巴转移　　　　　　　　B. 肝内血行转移　　　　　C. 腹腔种植

    D. 盆腔种植　　　　　　　　E. 直接蔓延

5. 诊断早期原发性肝癌最有价值的检查项目是

    A. 甲胎蛋白　　　　　　　　B. 超声　　　　　　　　　C. 碱性磷酸酶

    D. 谷氨酰转肽酶　　　　　　E. 血管造影

6. 肝动脉栓塞化疗患者，拔管后需沙袋压迫

    A. 2 小时　　　　　　　　　B. 3 小时　　　　　　　　C. 4 小时

    D. 5 小时　　　　　　　　　E. 6 小时

7. 肝动脉栓塞化疗术后，一般需禁食

    A. 1~2 天　　　　　　　　　B. 2~3 天　　　　　　　　C. 3~4 天

    D. 4~5 天　　　　　　　　　E. 5~6 天

8. 原发性肝癌患者的饮食护理下列哪项不妥

    A. 适当热量   B. 高蛋白   C. 高维生素

    D. 高脂肪   E. 少刺激性食物

A3/A4型题

以下每个案例设多个试题，请根据案例所提供的信息在 A、B、C、D、E 五个备选答案中选择一个最佳答案。

(9~10 题共用题干)

赵女士，46 岁，乙型肝炎病史 20 年。近 3 个月肝区持续性疼痛，食欲减退，腹胀，消瘦。查：肝右肋下 2cm，有压痛，质硬，表面不光滑。其他检查未见异常。

9. 为明确诊断首选

    A. 甲胎蛋白测定   B. 肝功检查   C. 超声检查

    D. 肝穿刺活检   E. 剖腹探查

10. 该患者此时最主要的护理诊断是

    A. 疼痛

    B. 营养失调：低于机体需要量

    C. 恐惧

    D. 有感染的危险

    E. 潜在的并发症：肝性脑病

第六节　肝性脑病患者的护理

A1型题

以下每一道题有 A、B、C、D、E 五个备选答案，请从中选择一个最佳答案。

1. 肝性脑病最多见的病因是

    A. 重症肝炎   B. 中毒性肝炎   C. 肝炎后肝硬化

    D. 原发性肝癌   E. 心源性肝硬化

2. 氨中毒引起肝性脑病的主要机制是

    A. 氨使蛋白质代谢障碍

    B. 氨干扰大脑的供能代谢

    C. 氨取代正常神经递质

    D. 氨引起神经传导异常

    E. 氨促使氨基酸代谢不平衡

3. 肝性脑病最早出现的临床表现是

　　A. 昏睡　　　　　　　　B. 锥体束征阳性　　　　C. 定向力障碍

　　D. 腱反射、肌张力亢进　　E. 性格和行为改变

4. 肝性脑病前驱期的重要体征是

　　A. 肌张力增高　　　　　　B. 扑翼样震颤　　　　　C. 角膜反射消失

　　D. 瞳孔散大　　　　　　　E. 颈项强直

5. 肝性脑病患者出现睡眠障碍、意识模糊，突出表现在

　　A. 肝性脑病前驱期　　　　B. 肝性脑病昏迷前期　　C. 肝性脑病昏睡期

　　D. 肝性脑病昏迷期　　　　E. 亚临床肝性脑病患者

6. 肝性脑病患者以昏睡及精神错乱表现为主时属

　　A. 前驱期　　　　　　　　B. 昏睡期　　　　　　　C. 昏迷前期

　　D. 昏迷期　　　　　　　　E. 临终期

7. 不出现在肝性脑病昏睡期的临床表现是

　　A. 扑翼样震颤　　　　　　B. 脑电图异常　　　　　C. 肌张力减弱

　　D. 病理反射阳性　　　　　E. 睡眠时间倒错

8. 治疗肝性脑病，减少肠道有毒物质产生和吸收的措施为

　　A. 禁蛋白质饮食　　　　　B. 应用降氨药物　　　　C. 防治感染

　　D. 静脉输注氨基酸　　　　E. 纠正低钾和碱中毒

9. 能抑制肠内细菌生长，减少氨的形成和吸收的药物是

　　A. 精氨酸　　　　　　　　B. 硫酸镁　　　　　　　C. 谷氨酸钾

　　D. 新霉素　　　　　　　　E. 支链氨基酸

10. 肝性脑病患者用精氨酸治疗的目的是

　　A. 使肠内呈酸性，减少氨吸收

　　B. 抑制脑内假神经递质合成

　　C. 为大脑提供能量

　　D. 与游离氨结合，降低血氨

　　E. 纠正低钾和碱中毒

11. 对肝性脑病患者，为了减少肠道内有害物质的吸收，可用下列哪种液体灌肠

　　A. 肥皂水　　　　　　　　B. 弱酸性液体　　　　　C. 弱碱性液体

　　D. 5% NaCl　　　　　　　E. 液状石蜡

12. 肝性脑病患者用弱酸性溶液灌肠的目的是

　　A. 纠正酸中毒　　　　　　B. 使 pH 升高　　　　　C. 抑制细菌生长

　　D. 利于 H^+ 反渗入肠黏膜　E. 有利于血中 NH_3 逸出肠黏膜

13. 肝性脑病患者的饮食护理不恰当的是

　　A. 高热量　　　　　　　　B. 高糖类　　　　　　　C. 高维生素

　　D. 高蛋白　　　　　　　　E. 不能进食者可鼻饲或静滴葡萄糖

14. 护理肝性脑病患者，错误的是

　　A. 忌食蛋白质

B. 防止感染

C. 放大量腹水

D. 安眠药禁用或慎用

E. 便秘时弱酸性溶液灌肠

15. 为降低血氨浓度，肝性脑病昏迷患者可鼻饲给予

    A. 牛奶   B. 鸡汤   C. 果汁

    D. 25% 葡萄糖   E. 鱼汤

A2型题

以下每个案例有 A、B、C、D、E 五个备选答案，请从中选择一个最佳答案。

16. 患者，男，60 岁。肝硬化 5 年，少量腹水，口服利尿剂，近日为补充营养，口服蛋白粉。今日家属发现其表情淡漠，回答问题准确，但吐字不清，有双手扑翼样震颤。初步诊断为肝性脑病，其发病诱因为

    A. 上消化道出血   B. 高蛋白饮食   C. 感染

    D. 大量排钾利尿   E. 放腹水

17. 患者，女，54 岁。患肝硬化 8 年，近日出现大部分时间昏睡，可唤醒，有扑翼样震颤，肌张力增加，脑电图异常，锥体束征阳性。此时该患者处于肝性脑病的

    A. 前驱期   B. 昏迷前期   C. 昏睡期

    D. 浅昏迷期   E. 深昏迷期

18. 患者，男，65 岁。"肝硬化伴上消化道大出血"入院，出现性格改变、行为异常，有扑翼样震颤，该患者可能出现的并发症为

    A. 原发性肝癌   B. 中枢神经系统感染   C. 肝性脑病

    D. 肝肾综合征   E. 肝肺综合征

19. 患者，男，65 岁。有慢性肝炎病史 10 年，患肝硬化 5 年，近日出现大部分时间昏睡，可唤醒，有扑翼样震颤，肌张力增加，脑电图异常。目前该患者最主要的护理问题是

    A. 焦虑   B. 恐惧   C. 知识缺乏

    D. 活动无耐力   E. 有受伤的危险

20. 患者，男，56 岁。肝硬化病史 2 年。因上消化道大量出血急诊入院，后并发肝性脑病，出血后 3 天未排大便。应首选的措施是

    A. 清水灌肠

    B. 开塞露

    C. 肥皂水灌肠

    D. 口服番泻叶

    E. 25% 硫酸镁导泻 + 乳果糖口服

A3/A4型题

以下每个案例设多个试题，请根据案例所提供的信息在 A、B、C、D、E 五个备选答案中选择一个最佳答案。

（21～23 题共用题干）

患者，男，50 岁。呕吐、腹泻 2 天，意识模糊，行为异常来急诊。有乙肝病史 20 年，查体：生命体征正常，胸部有蜘蛛痣，心、肺、腹未见异常，脾大，双上肢散在出血点，血糖 7.0mmol/L，尿糖（＋），尿酮（－），尿镜检（－）。

21. 最有可能的诊断是
    A. 酮症酸中毒昏迷　　　B. 肝性脑病　　　C. 高渗性昏迷
    D. 尿毒症　　　E. 脑血管病

22. 最有价值的辅助检查是
    A. CT　　　B. 肝功能　　　C. 肾功能
    D. 血氨　　　E. 血气分析

23. 下列哪项措施不正确
    A. 肥皂水灌肠　　　B. 口服乳果糖　　　C. 禁食蛋白质
    D. 补充支链氨基酸　　　E. 静滴精氨酸

（24～26 题共用题干）

患者，男，50 岁。因肝硬化腹水入院，放腹水后出现精神错乱、幻觉、嗜睡伴有扑翼样震颤、脑电图异常等。

24. 此时患者处于肝性脑病的
    A. 前驱期　　　B. 昏迷前期　　　C. 昏睡期
    D. 浅昏迷期　　　E. 深昏迷期

25. 遵医嘱用硫酸镁导泻，不属于重点观察内容的是
    A. 体温　　　B. 脉搏　　　C. 血压
    D. 尿量　　　E. 排便量

26. 对该患者的饮食护理错误的是
    A. 忌食蛋白质
    B. 钠盐限制在 250mg/天
    C. 静脉补充葡萄糖供给热量
    D. 补充脂溶性维生素
    E. 清醒后供植物性蛋白质

（27～32 题共用题干）

患者，男，52 岁。肝硬化，大量腹水，入院后给予利尿剂治疗，腹水量明显减少，

但患者出现了淡漠少言、反应迟钝、言语不清等症状。

27. 根据患者的情况，考虑可能出现了
    A. 继发感染   B. 脑出血   C. 低血糖昏迷
    D. 肝性脑病   E. 肝肾综合征

28. 为防止发生此并发症，应采取的措施是
    A. 限制水的摄入，每天少于 1000mL
    B. 加用保钾利尿剂，利尿速度不宜过快
    C. 输注白蛋白
    D. 加大利尿剂用量
    E. 限制盐的摄入

29. 该患者可能出现的电解质紊乱是
    A. 代谢性酸中毒   B. 代谢性碱中毒   C. 呼吸性酸中毒
    D. 呼吸性碱中毒   E. 混合性酸中毒

30. 对于该患者的饮食护理，应注意
    A. 限制蛋白质每天在 20g 以内
    B. 易消化、高蛋白、高热量
    C. 多饮水，多吃新鲜蔬菜和水果
    D. 首选动物蛋白，增加营养
    E. 控制糖的摄入量

31. 若此时给患者做脑电图检查，最可能的改变是
    A. 无异常改变   B. 波形正常，节律变慢   C. 波形正常，节律变快
    D. 出现每秒 1~3 次的 Q 波 E. 出现每秒 4~7 次的 Q 波

32. 如果患者出现大量呕血或黑粪，甚至引起出血性休克，考虑可能出现了
    A. 肝肾综合征   B. 继发感染   C. 上消化道出血
    D. 应激性溃疡   E. 肝肺综合征

第七节　急性胰腺炎患者的护理

A1型题

以下每一道题有 A、B、C、D、E 五个备选答案，请从中选择一个最佳答案。

1. 某患者被确诊为急性胰腺炎，在我国，引起该病最常见的病因是
    A. 胆石症与胆道疾病   B. 手术与创伤   C. 暴饮、暴食
    D. 大量饮酒   E. 胰管狭窄

2. 急性胰腺炎的主要症状是
    A. 恶心   B. 呕吐   C. 腹痛

    D. 发热   E. 休克

3. 不符合急性胰腺炎腹痛特点的是

    A. 腹痛多位于上腹正中

    B. 可向腰背部呈带状放射

    C. 进食后疼痛加重

    D. 不宜被解痉剂缓解

    E. 呕吐后腹痛可减轻

4. 水肿型胰腺炎与出血坏死型胰腺炎的主要鉴别点是后者常见

    A. 休克   B. 电解质紊乱   C. 恶心、呕吐

    D. 剧烈腹痛   E. 发热

5. 急性胰腺炎患者发生休克的主要原因是

    A. 剧烈腹痛

    B. 大量呕吐失液

    C. 化学循环功能不全

    D. 胃肠道渗出液刺激

    E. 毒素吸收与血容量不足

6. 确诊急性胰腺炎，血清淀粉酶至少应超过

    A. 60U   B. 120U   C. 256U

    D. 300U   E. 500U

7. 急性胰腺炎时尿淀粉酶常超过

    A. 32U   B. 64U   C. 128U

    D. 256U   E. 512U

8. 提示急性胰腺炎患者重症与预后不良的表现为

    A. 低钾血症   B. 低镁血症   C. 高血糖

    D. 代谢性酸中毒   E. 低钙血症

9. 急性胰腺炎患者为减轻腹痛可采取

    A. 仰卧位   B. 半卧位   C. 屈膝侧卧位

    D. 俯卧位   E. 坐位

10. 急性胰腺炎治疗的主要原则是

    A. 静脉快速补液   B. 尽早应用糖皮质激素 C. 抑制胰液分泌

    D. 抗生素应用   E. 纠正水、电解质平衡失调

11. 下列疾病中需绝对禁食的情况是

    A. 急性水肿型胰腺炎

    B. 十二指肠溃疡出现黑便

    C. 慢性胃炎恶心呕吐明显

    D. 肝性脑病前期

    E. 胃溃疡大便隐血试验持续阳性

12. 急性胰腺炎患者禁食的目的是

    A. 控制饮食　　　　　B. 避免胃扩张　　　　　C. 减少胃液分泌

    D. 减少胰液分泌　　　E. 解除胰管痉挛

13. 急性胰腺炎患者禁用

    A. 吗啡　　　　　　　B. 阿托品　　　　　　　C. 山莨菪碱

    D. 生长抑素　　　　　E. 哌替啶

14. 胰腺炎患者腹痛不能用吗啡止痛的主要原因是

    A. 吗啡可导致炎症加重

    B. 吗啡不作用于胰腺，不能止痛

    C. 使用吗啡掩盖病情，不利于治疗

    D. 吗啡与其他治疗用药有配伍禁忌

    E. 吗啡引起 Oddi 括约肌痉挛，加重疼痛

A2型题

以下每个案例有 A、B、C、D、E 五个备选答案，请从中选择一个最佳答案。

15. 患者，男，41 岁。8 小时前饮酒后出现上腹绞痛，向肩部放射。急诊医师怀疑为急性胰腺炎，此时最具有诊断学意义的实验室检查是

    A. 血清脂肪酶的测定　　B. 尿淀粉酶的测定　　C. 血钙的测定

    D. 血清淀粉酶的测定　　E. 白细胞计数

16. 患者，男，28 岁。上腹部疼痛已 3 天，多能忍受，但进食后疼痛加剧，伴有呕吐，吐后疼痛不缓解，临床疑为急性胰腺炎，为明确诊断，宜选择哪项化验

    A. 血清淀粉酶测定　　　B. 尿淀粉酶测定　　　C. 血钙测定

    D. 血糖测定　　　　　　E. 血清脂肪酶测定

17. 患者，男，35 岁。平日喜欢大量饮酒，一天来暴饮暴食后出现持续上腹痛，伴恶心、呕吐，化验检查：血淀粉酶550U。应诊断为

    A. 急性胃穿孔　　　　　B. 急性腹膜炎　　　　　C. 胆囊炎

    D. 胆道蛔虫　　　　　　E. 急性胰腺炎

18. 患者，女，56 岁。有胆石症病史 15 年。上腹部剧痛 4 小时，呕吐 3 次，呕吐物中有胆汁。急诊入院，查血白细胞 2×10^9/L，中性粒细胞 0.8，怀疑为急性胰腺炎。护士应严密观察的项目不包括

    A. 生命体征　　　　　　B. 神志变化　　　　　C. 24 小时出入量

    D. 血、尿淀粉酶　　　　E. 大便隐血试验

19. 患者，男，22 岁。既往体健，大量饮酒后突然出现上腹剧痛，频繁呕吐，面色苍白，疑为急性胰腺炎。对患者的饮食护理最适宜的为

    A. 低脂流食　　　　　　B. 高蛋白流食　　　　C. 普食

    D. 禁食　　　　　　　　E. 低脂饮食

20. 患者，女，54 岁。胆源性胰腺炎发作数次，为预防胰腺炎再次发作，应教育患者
    A. 注意饮食卫生　　　B. 服用抗生素　　　C. 经常服用消化酶
    D. 治疗胆道疾病　　　E. 控制血糖

A3/A4型题

以下每个案例设多个试题，请根据案例所提供的信息在 A、B、C、D、E 五个备选答案中选择一个最佳答案。

(21～22 题共用题干)

患者，男，56 岁。中午饮酒后突然出现上腹中部剧烈刀割样疼痛，向腰背部呈带状放射。继而呕出胆汁，伴高热。急诊入院体检：急性痛苦面容，全腹疼痛，腹肌紧张。

21. 根据现有资料，该患者最可能的诊断是
    A. 溃疡穿孔　　　　　B. 上消化道出血　　　C. 急性胆囊炎
    D. 急性胰腺炎　　　　E. 原发性肝癌

22. 为进一步确诊，首选的检查是
    A. 急诊内镜检查　　　B. B 超检查　　　　　C. 血清淀粉酶测定
    D. CT 检查　　　　　E. X 线腹部平片

(23～27 题共用题干)

患者，男，36 岁。饱食后突感上腹部剧痛，迅即扩展至全腹，伴恶心、呕吐，呕吐后腹痛无减轻，发病 2 小时后来院急诊。体检：痛苦貌，血压 85/50mmHg，脉搏 124 次/分，全腹肌紧张，压痛、反跳痛，肠鸣音消失，白细胞 16×10^9/L，中性粒细胞 0.9，既往身体健康，无消化性溃疡史，有胆石症病史。

23. 考虑最可能的诊断为
    A. 急性胰腺炎　　　　B. 急性胆管炎　　　　C. 急性阑尾炎
    D. 十二指肠溃疡穿孔　E. 急性肠梗阻

24. 为协助明确诊断，首选的检查为
    A. 静脉胆道造影　　　B. 腹部 CT 检查　　　C. 血、尿淀粉酶
    D. 腹腔穿刺　　　　　E. 腹部 B 超

25. 该患者导致上述疾病的主要诱因为
    A. 急性外伤　　　　　B. 不洁饮食　　　　　C. 暴饮暴食和胆石症
    D. 胆石症　　　　　　E. 大量酗酒

26. 若诊断明确，最先采取的措施是
    A. 禁食、胃肠减压、抗休克同时完善各项术前准备
    B. 密切观察病情变化

C. 积极抗休克治疗，暂不宜手术

D. 积极抗感染治疗

E. 解痉镇痛治疗

27. 该患者目前主要的护理诊断不包括

A. 体液过多　　　　　B. 体液不足　　　　　C. 急性疼痛

D. 个人应对无效　　　E. 焦虑、恐惧

第八节　上消化道出血患者的护理

A1型题

以下每一道题有 A、B、C、D、E 五个备选答案，请从中选择一个最佳答案。

1. 下列哪一项是引起上消化道出血最常见的原因

A. Mallory – Weiss 综合征

B. Zollinger – Ellison 综合征

C. 食管胃底静脉曲张

D. 消化性溃疡

E. 食管癌

2. 上消化道出血量大于多少时，可使大便隐血试验呈阳性

A. 5mL　　　　　　　B. 10mL　　　　　　　C. 15 mL

D. 20 mL　　　　　　E. 60 mL

3. 出现黑粪说明出血量至少

A. 20mL　　　　　　　B. 50mL　　　　　　　C. 100 mL

D. 200 mL　　　　　　E. 250 mL

4. 当患者出现呕血时，提示胃内潴留血量至少达到

A. 5 ~ 10mL　　　　　B. 50 ~ 100mL　　　　C. 150 ~ 200mL

D. 250 ~ 300mL　　　E. 350 ~ 400mL

5. 有关呕血与黑便的描述，不正确的是

A. 呕血一般都有黑便

B. 出血量 5mL，大便隐血试验阳性

C. 出血量 60mL，出现黑便

D. 出血量超过 300mL，出现呕血

E. 黑便必有呕血

6. 上消化道出血患者的粪便可呈

A. 脓血样　　　　　　B. 柏油样　　　　　　C. 果酱样

D. 白陶土样　　　　　E. 米泔水样

7. 上消化道大量出血患者测量血压、脉搏的频率为
   A. 每5~20分钟1次　　　B. 每15~30分钟1次　　C. 每30~45分钟1次
   D. 每45~60分钟1次　　　E. 每1~2分钟1次

8. 上消化道大量出血易引起氮质血症，最主要的原因是
   A. 血液中蛋白质消化后在肠道吸收
   B. 肾血流量下降
   C. 肾衰竭
   D. 肝脏解毒功能下降
   E. 血液中氮质排出障碍

9. 不符合上消化道大量出血的临床表现的是
   A. 柏油样便　　　　　　B. 头晕、心悸　　　　　C. 氮质血症
   D. 网织红细胞下降　　　E. 低度发热

10. 提示消化道出血停止的征象是
    A. 大便黑色，稀烂　　　B. 上腹部疼痛减轻　　　C. 网织红细胞计数升高
    D. 血尿素氮趋正常　　　E. 呕出的血液呈暗红色

11. 评估上消化道出血患者病情的严重性，最为关键的是
    A. 原发病本身　　　　　B. 呕血的同时是否有黑粪
    C. 出血量的多少　　　　D. 呕血的颜色　　　　　E. 出血的速度

12. 对上消化道出血患者进行纤维胃镜检查的时间一般是
    A. 出血后6~10小时内　　B. 出血后10~12小时内　C. 出血后12~24小时内
    D. 出血后24~48小时内　　E. 出血后48~56小时内

13. 上消化道大出血伴休克的首要护理措施为
    A. 安定情绪　　　　　　B. 去枕平卧位　　　　　C. 建立静脉通路
    D. 准备双气囊三腔管　　E. 迅速配血

14. 严重呕血患者应暂禁食
    A. 2~4小时　　　　　　B. 4~6小时　　　　　　C. 6~8小时
    D. 1~2小时　　　　　　E. 8~24小时

15. 某上消化道大出血患者，出血停止后，饮食指导时应告诉他
    A. 继续禁食24小时　　　B. 可以吃馒头、软饭　　C. 可以吃煮鸡蛋
    D. 可以喝肉汤　　　　　E. 可以喝豆浆

16. 下面有关食管胃底静脉曲张破裂出血患者的饮食护理不妥的是
    A. 出血期间应禁食
    B. 止血后即可渐进高热量饮食，高蛋白饮食
    C. 避免粗糙、坚硬食物
    D. 避免刺激性食物
    E. 应细嚼慢咽

17. 双气囊三腔管用于治疗

A. 胃癌出血　　　　　　　　B. 消化性溃疡出血　　　　　　C. 应激性溃疡出血

D. 食管胃底静脉曲张破裂出血　　　　　　　　　　　　E. 急性糜烂出血性胃炎

18. 三腔管放置 24 小时后，食管气囊应放气

A. 5～10 分钟　　　　　　　B. 10～15 分钟　　　　　　C. 15～30 分钟

D. 30～45 分钟　　　　　　　E. 45～60 分钟

19. 使用双气囊三腔管时，应注意的护理措施

A. 拔管后 24 小时内仍有出血的可能，需严密观察

B. 先向食管气囊注气，再向胃气囊注气

C. 食管气囊和胃气囊各注气 300mL

D. 置管期间每隔 12 小时放气一次

E. 出血停止后即可拔管

20. 使用双气囊三腔管压迫止血时，正确的护理措施

A. 先向食管气囊注气，再向胃气囊注气

B. 食管气囊和胃气囊各注气 300mL

C. 出血停止后即可拔管

D. 置管期间每隔 12 小时放气 1 次

E. 拔管后 24 小时内仍需严密观察

A2型题

以下每个案例有 A、B、C、D、E 五个备选答案，请从中选择一个最佳答案。

21. 患者，女，32 岁。上腹部间歇性疼痛 3 年，空腹及夜间疼痛明显，进食后可缓解。3 天前出现黑便，患者出现黑便的原因最可能是

A. 肠道感染　　　　　　　　B. 胃溃疡出血　　　　　　　C. 十二指肠溃疡出血

D. 胃癌　　　　　　　　　　E. 应激性溃疡

22. 患者，女，60 岁。慢性乙肝 20 余年，进食炸油饼后突发呕血和黑便，此患者呕血的原因可能是

A. 胃癌出血　　　　　　　　B. 胃溃疡出血　　　　　　　C. 急性胃黏膜病变

D. 食管胃底静脉曲张破裂出血　　　　　　　　　　　　E. 血小板过低引起出血

23. 患者，男，52 岁。有消化性溃疡病史 10 余年，有多次出血史。本次出血后出现神志恍惚、四肢厥冷，无尿。查体：血压 80/60mmHg，心率 120 次/分，脉搏细弱。提示出血量为

A. 300～600mL　　　　　　B. 600～800mL　　　　　　C. 800～900mL

D. 900～1000 mL　　　　　E. ＞1000mL

24. 患者，男，46 岁。诊断为"上消化道出血"收住院，为明确出血病因，首选的检查方法是

A. 大便隐血试验　　　　　　B. X 线钡剂造影　　　　　　C. 内镜检查

D. 血常规检查　　　　　　　　E. B 超检查

25. 患者，男，52 岁。有溃疡病史 10 年。最近一周中上腹持续性胀痛，较以往严重，伴恶心、呕吐。今日呕血一次，量约 800mL，呕血后气促明显，血压 100/75mmHg。该患者目前潜在的护理问题是
    A. 疼痛　　　　　　　　B. 恐惧　　　　　　　　C. 活动无耐力
    D. 有体液不足的危险　　E. 营养失调

26. 患者，男，55 岁。因"上消化道出血伴休克"入院，医嘱予以补液、止血治疗，下列表现中提示输血、输液速度可适当减慢的是
    A. 脉搏 >120 次/分　　　B. 收缩压 >100mmHg　　C. 血红蛋白 <80g/L
    D. 尿量 <20mL/h　　　　E. 呕吐物为暗红色

27. 患者，男，36 岁。患肝硬化食管静脉破裂出血，入院第 3 天，行三腔二囊管压迫止血，评估中哪项不需要
    A. 精神状态　　　　　　B. 患者兴趣　　　　　　C. 静脉输液情况
    D. 三腔二囊管牵引效果　E. 是否继续出血

28. 患者，男，52 岁。因上消化道出血使用三腔二囊管为其止血，压迫 3 天后出血停止，考虑拔管。此时需留管再观察的时间是
    A. 6 小时　　　　　　　B. 8 小时　　　　　　　C. 12 小时
    D. 24 小时　　　　　　E. 48 小时

A3/A4型题

(29 ~ 34 题共用题干)

　　患者，男，56 岁。有肝硬化病史 10 余年。近日食欲明显减退，黄疸加重。今晨因剧烈咳嗽突然呕咖啡色液体约 1200mL，黑便 2 次，伴头晕、眼花、心悸，急诊入院。体检：神志清楚，面色苍白，血压 80/60mmHg，心率 110 次/分。

29. 患者上消化道出血最可能的原因是
    A. 消化性溃疡出血　　　B. 食管胃底静脉曲张出血
    C. 急性糜烂出血性胃炎　D. 应激性溃疡　　　　　E. 胃癌出血

30. 对该患者的紧急处理措施中首要的是
    A. 内镜检查明确病因　　B. 积极补充血容量　　　C. 立即采取止血措施
    D. 手术治疗　　　　　　E. 升压药提高血压

31. 该患者止血治疗宜采用的药物是
    A. H_2 受体拮抗剂　　　B. 质子泵抑制剂　　　　C. 生长抑素
    D. 去甲肾上腺素　　　　E. 酚磺乙胺

32. 该患者目前最主要的护理诊断是
    A. 疼痛　　　　　　　　B. 营养失调　　　　　　C. 活动无耐力
    D. 体液不足　　　　　　E. 有感染的危险

33. 若经过治疗，患者情况已基本稳定，下列选项提示出血停止的是
    A. 听诊肠鸣音 10 ~ 12 次/分
    B. 黑便次数增多，粪质稀薄
    C. 血红蛋白测定值下降
    D. 尿量正常，血尿素氮持续增高
    E. 血压基本维持在正常水平

34. 若患者突然出现神志恍惚、嗜睡，提示可能出现
    A. 消化道再出血   B. 脑出血   C. 低血容量性休克
    D. 肝性脑病   E. 肝肾综合征

参 考 答 案

第一节　常见症状及其护理

1. A   2. B   3. B   4. A   5. A   6. D   7. D   8. D

第二节　胃炎患者的护理

1. E   2. C   3. D   4. D   5. C   6. C   7. D   8. D   9. D   10. A   11. A
12. E

第三节　消化性溃疡患者的护理

1. A   2. E   3. E   4. C   5. A   6. A   7. E   8. C   9. B   10. C   11. E
12. D   13. E   14. C   15. C   16. A   17. C   18. B   19. D   20. C   21. E   22. B
23. B   24. E   25. B   26. D   27. C   28. D   29. C   30. B   31. B   32. C   33. C
34. B   35. C   36. C   37. D   38. D   39. B   40. E   41. C   42. E   43. B   44. D
45. B   46. D   47. D   48. D   49. D   50. D

第四节　肝硬化患者的护理

1. E   2. D   3. B   4. D   5. E   6. C   7. B   8. D   9. B   10. E   11. D
12. A   13. D   14. B   15. C   16. A   17. B   18. D   19. D   20. C   21. D   22. E
23. E   24. E   25. E   26. D   27. A   28. D   29. D   30. B   31. D   32. B   33. C
34. E   35. D   36. C   37. E   38. D   39. A   40. D   41. A   42. E   43. B   44. D
45. C   46. E   47. E   48. D   49. A   50. B

第五节　原发性肝癌患者的护理

1. B   2. A   3. A   4. B   5. A   6. E   7. B   8. D   9. A   10. A

第六节 肝性脑病患者的护理

1. C   2. B   3. E   4. B   5. B   6. B   7. C   8. A   9. D   10. D   11. B
12. E   13. D   14. C   15. D   16. B   17. C   18. C   19. E   20. E   21. B   22. D
23. A   24. C   25. A   26. E   27. D   28. B   29. B   30. A   31. A   32. C

第七节 急性胰腺炎患者的护理

1. A   2. C   3. E   4. A   5. E   6. E   7. D   8. E   9. C   10. C   11. A
12. D   13. A   14. E   15. D   16. B   17. E   18. E   19. D   20. D   21. D   22. C
23. A   24. C   25. C   26. A   27. A

第八节 上消化道出血患者的护理

1. D   2. A   3. B   4. D   5. E   6. B   7. A   8. A   9. D   10. D   11. E
12. D   13. C   14. E   15. A   16. B   17. D   18. C   19. A   20. E   21. C   22. D
23. E   24. C   25. D   26. B   27. B   28. D   29. B   30. B   31. C   32. D   33. E
34. D

第五章 泌尿系统疾病患者的护理

第一节 常见症状与体征及其护理

A1型题

以下每一道题有 A、B、C、D、E 五个备选答案，请从中选择一个最佳答案。

1. 镜下血尿是指
    A. 显微镜下红细胞多于 100 个
    B. 高倍显微镜下每个视野均见到 5 个以上红细胞
    C. 低倍显微镜下每个视野均见到 5 个以上红细胞
    D. 高倍显微镜下每个视野均见到 3 个以上红细胞
    E. 尿呈洗肉水样颜色且显微镜下红细胞多于 100 个

2. 下列有关肾炎性水肿特点的描述不正确的是
    A. 钠水潴留
    B. 主要由肾小球滤过膜受损导致
    C. 首先发生于疏松组织部位
    D. 均有尿量和尿液成分改变
    E. 血浆胶体渗透压下降，组织间液增多

3. 下列不能减轻尿路刺激征的护理措施是
    A. 鼓励多饮水，每天在 2000mL 以上
    B. 正规应用抗生素
    C. 1:5000 高锰酸钾坐浴
    D. 酸化尿液
    E. 碱化尿液

4. 白细胞尿是指新鲜离心尿沉渣每高倍视野白细胞计数超过
    A. 2 个   B. 3 个   C. 4 个
    D. 5 个   E. 7 个

5. 肾性水肿首要的护理问题是

A. 体液过多

B. 有皮肤完整性受损的危险

C. 自我形象紊乱

D. 疼痛

E. 有体液不足的危险

6. 下列哪种疾病不是肾性高血压的病因

    A. 急性肾炎　　　　　　　B. 狼疮性肾炎　　　　C. 慢性肾炎

    D. 急性肾盂肾炎　　　　　E. 慢性肾盂肾炎

7. 肾性水肿患者需安静卧床，其主要理由是

    A. 促进静脉回流

    B. 减轻肾脏负担及利尿

    C. 增加食欲

    D. 减轻心脏负担

    E. 减少感染

8. 不能减轻尿路刺激症状的护理措施是

    A. 多饮水　　　　　　　　B. 保持外阴部的清洁　　C. 解除焦虑情绪

    D. 调整尿液酸碱度　　　　E. 下腹部冷敷

9. 肾炎性水肿易出现在

    A. 背部、骶尾部　　　　　B. 胫前、足踝　　　　　C. 眼睑、颜面

    D. 胸腔、腹腔　　　　　　E. 阴囊、会阴

第二节　尿路感染患者的护理

A1型题

以下每一道题有 A、B、C、D、E 五个备选答案，请从中选择一个最佳答案。

1. 引起肾盂肾炎最常见的致病菌为

    A. 葡萄球菌　　　　　　　B. 大肠杆菌　　　　　　C. 变形杆菌

    D. 溶血性链球菌　　　　　E. 粪链球菌

2. 关于肾盂肾炎的护理错误的是

    A. 选用敏感药物

    B. 应用解痉药物，减轻排尿不适

    C. 如有腰痛时，协助患者取屈曲位

    D. 应用磺胺类抗生素时碱化尿液

    E. 嘱患者尿频时适当憋尿，以免影响休息

A2型题

以下每个案例有 A、B、C、D、E 五个备选答案，请从中选择一个最佳答案。

3. 李女士，28 岁，因尿频、尿急、尿痛、发热就医。作中段尿培养，当检查报告未出前首选何类抗生素

    A. 抗革兰阳性菌的药物

    B. 抗革兰阴性菌的药物

    C. 暂不用抗生素，待化验结果出来后决定

    D. 大剂量广谱抗生素

    E. 先用中药清热解毒

4. 刘先生，35 岁。近年来时感乏力，眼睑水肿，尿检有蛋白及颗粒管型。饮食给予优质低蛋白饮食，优质蛋白是指

    A. 氨基酸   B. 植物蛋白   C. 动物蛋白

    D. 人工合成蛋白   E. 利用率高，各种氨基酸的比率符合人体比率的蛋白

5. 温女士，34 岁，因双侧腰部酸痛、尿频、尿急、尿痛 7 天就诊。体温 39.8 ℃，双肾叩击痛（+），尿检：蛋白（+）、脓细胞（+++）、红细胞（++），考虑

    A. 急性肾炎   B. 急性膀胱炎   C. 肾结核

    D. 急性肾盂肾炎   E. 慢性肾盂肾炎

6. 曾女士，28 岁，近 3 天发热、腰痛，伴尿急、尿频、尿痛，尿镜检：白细胞增多，为 25/HP，本病病因是

    A. 免疫缺陷   B. 细菌感染   C. 过敏

    D. 遗传因素   E. 营养过剩

7. 女性患者，因高热 2 天，伴腰痛、尿频、尿急来院门诊，诊断为急性肾盂肾炎。给患者做尿常规检查，其结果最可能是

    A. 蛋白尿   B. 血尿   C. 脓尿

    D. 低比重尿   E. 管型尿

8. 38 岁女性患者，患慢性肾盂肾炎 6 年余。现查内生肌酐清除率 50mL/min，血尿素氮 12mmol/L，血肌酐 200mmol/L，判断其肾功能状况为

    A. 肾功能正常   B. 肾功能代偿期   C. 氮质血症期

    D. 尿毒症期   E. 尿毒症晚期

9. 男性患者，因尿频、尿急、尿痛、发热入院，诊断为急性肾盂肾炎。查体：体温 38.5℃，尿红细胞 5～10/HP，白细胞满视野，对该患者的健康教育哪项错误

    A. 避免劳累、感冒   B. 保持会阴部清洁   C. 不穿紧身裤

    D. 不宜多饮水   E. 少憋尿

A3/A4型题

以下每个案例设多个试题，请根据案例所提供的信息在 A、B、C、D、E 五个备选答案中选择一个最佳答案。

（10~11 题共用题干）

陈女士，30 岁。寒战高热 1 天，体温 40℃，右侧肾区叩击痛（＋），尿白细胞（＋＋＋），白细胞管型 0~1/HP。

10. 该患者作中段尿培养，下列结果中哪项有诊断意义
    A. 菌落计数 10^3/mL
    B. 菌落计数 $>10^5$/mL
    C. 菌落计数 10^4~10^5/mL
    D. 菌落计数 10^2/mL
    E. 菌落计数 10^2~10^4/mL

11. 对该患者的健康指导哪项是治疗成功的关键
    A. 大量饮水　　　　　B. 避免劳累　　　　　C. 注意会阴部清洁
    D. 正规应用抗生素　　E. 一年内避免妊娠

（12~15 题共用题干）

刘女士，38 岁。近两天来发热，腰痛，伴尿急、尿频、尿痛，尿镜检白细胞增多，为 25/HP。

12. 考虑可能患有
    A. 急性肾炎　　　　　B. 慢性肾炎　　　　　C. 急进性肾炎
    D. 肾盂肾炎　　　　　E. 肾病综合征

13. 本病病因是
    A. 细菌感染　　　　　B. 营养过剩　　　　　C. 过敏
    D. 免疫缺陷　　　　　E. 遗传因素

14. 该患者不妥的做法是
    A. 用敏感抗生素　　　B. 尽量少喝水缓解尿频　C. 饮食清淡、少量多餐
    D. 采用屈曲位减轻疼痛　E. 用碳酸氢钠碱化尿液

15. 本病如何预防
    A. 做好会阴部卫生　　B. 长期锻炼　　　　　C. 加强营养
    D. 常服抗生素　　　　E. 戒烟、酒

（16~17 题共用题干）

患者，女，25 岁，已婚。寒战、高热、全身酸痛、食欲减退 3 天，尿频、尿急、尿痛、腰痛 1 天。查：体温 40.1℃，脉搏 112 次/分，呼吸 32 次/分，血压

100/70mmHg，肾区叩击痛（＋）。尿常规检查：蛋白（＋），脓细胞（＋＋＋），红细胞（＋）。初步诊断为：急性肾盂肾炎。

16. 该患者需要作中段尿细菌培养，指导采集标本的不正确做法是

    A. 留取标本前先清洗外阴，消毒尿道口

    B. 留取清洁中段尿

    C. 为提高阳性率，应留取晨尿

    D. 留取标本前应多饮水

    E. 如已使用抗生素，宜停药 5 天后留取尿液

17. 该患者多饮水的最主要目的是

    A. 降低体温   B. 缓解尿频   C. 营养需要

    D. 冲洗尿路   E. 治疗腰痛

第三节　慢性肾小球肾炎患者的护理

A1型题

以下每一道题有 A、B、C、D、E 五个备选答案，请从中选择一个最佳答案。

1. 下列有关慢性肾炎的描述，不正确的是

    A. 起病缓慢、隐匿   B. 疾病表现多样化   C. 多数有肾功能损害

    D. 大部分由急性肾炎演变而形成

    E. 有不同程度水肿、高血压、蛋白尿

2. 慢性肾炎患者治疗的主要目的是

    A. 防止或延缓肾功能进行性减退

    B. 对症处理，改善不适

    C. 控制高血压

    D. 维持体液平衡

    E. 防止并发症

3. 下列哪项是慢性肾炎患者必有的表现

    A. 水肿   B. 高血压   C. 蛋白尿

    D. 血浆蛋白   E. 肾功能减退

4. 应用环磷酰胺治疗慢性肾炎，应特别注意

    A. 胃肠道反应   B. 肝功能损害   C. 肾功能影响

    D. 粒细胞减少   E. 出血性膀胱炎

5. 慢性肾炎患者健康教育主要包括

    A. 预防感染、避免劳累   B. 预防感染、加强锻炼   C. 避免劳累、卧床休息

    D. 预防感染、增加营养   E. 长期应用抗生素，维护肾功能

A2型题

以下每个案例有 A、B、C、D、E 五个备选答案，请从中选择一个最佳答案。

6. 赵女士，40 岁，有慢性肾炎病史 4 余年。目前蛋白尿（＋＋），血压和肾功能正常，饮食中应限制

    A. 糖　　　　　　　　　B. 钠　　　　　　　　　C. 钙
    D. 磷　　　　　　　　　E. 总热量

7. 患者，女，30 岁。患慢性肾小球肾炎，为减轻肾小球的高灌注、高压、高滤过状态，其饮食应选择

    A. 高蛋白饮食　　　　　B. 高蛋白低钠饮食　　　C. 高蛋白低磷饮食
    D. 低蛋白低磷低钠饮食　E. 普通蛋白饮食即可

8. 患者，女，35 岁。主诉水肿就诊。尿液检查蛋白（＋），红细胞 5～10/HP，白细胞 2～3/HP，颗粒管型 0～2/HP，拟诊慢性肾炎。体检时最可能发现水肿的部位是

    A. 颜面部　　　　　　　B. 脚踝部　　　　　　　C. 胸腹部
    D. 会阴部　　　　　　　E. 手腕部

9. 男性患者，有慢性肾炎史 9 年，近日出现厌食、恶心、呕吐、尿少、失眠、呼吸深而稍快，血压 160/100mmHg，应首先考虑

    A. 呼吸衰竭　　　　　　B. 心力衰竭　　　　　　C. 急性肝炎
    D. 尿毒症　　　　　　　E. 高血压脑病

A3/A4型题

以下每个案例设多个试题，请根据案例所提供的信息在 A、B、C、D、E 五个备选答案中选择一个最佳答案。

（10～12 题共用题干）

患者，女，46 岁。多年前反复患上呼吸道感染，近一年来经常出现晨起眼睑肿胀，眼睛睁不开，时有时无。近 5 天来感冒后乏力、食欲减退、眼睛睁不开、下肢肿，来院就诊。体检：体温 36.8℃，脉搏 86 次/分，呼吸 20 次/分，血压 160/98mmHg，神清，眼睑和颜面轻度浮肿，双下肢轻度凹陷性水肿。实验室检查：血常规正常。尿常规：蛋白尿（＋＋），24 小时尿蛋白定量为 1.5g；红细胞 2～6/HP；有颗粒管型。肾功能正常。

10. 该患者可能的诊断是

    A. 慢性肾小球肾炎　　　B. 急性肾盂肾炎　　　　C. 急性膀胱炎
    D. 急性肾小球肾炎　　　E. 高血压

11. 该患者发病可能的原因是

A. 病毒感染　　　　　　B. 免疫介导炎症反应　　C. 大肠杆菌感染

D. 高血压　　　　　　　E. 摄入水过多

12. 其饮食应选择

　　A. 普通蛋白饮食即可

　　B. 低蛋白低磷低钠饮食

　　C. 高蛋白饮食

　　D. 高蛋白低钠饮食

　　E. 高蛋白低磷饮食

(13～14 题共用题干)

姜某，男，40 岁。发现高血压、贫血 10 余年，无尿、全身浮肿、恶心、呕吐 4 天。血压 194/98mmHg，尿比重 1.010，蛋白（＋），尿素氮、肌酐明显增高。

13. 引起患者尿毒症的病因可能是

　　A. 高血压肾动脉硬化　　B. 肾动脉狭窄　　　　C. 慢性肾炎

　　D. 慢性肾盂肾炎　　　　E. 肾小球肾病

14. 该患者最佳治疗方案是

　　A. 降压治疗　　　　　　B. 利尿治疗　　　　　C. 透析治疗

　　D. 超滤治疗　　　　　　E. 透析准备后做肾脏移植

(15～17 题共用题干)

吴先生，47 岁，患慢性肾小球肾炎 10 年。近几日见明显血尿，且水肿加重，血压 140/86mmHg。尿液检查有蛋白及颗粒管型。

15. 主食应是

　　A. 优质低蛋白　　　　　B. 优质高蛋白　　　　C. 麦淀粉

　　D. 脂肪　　　　　　　　E. 豆制品

16. 蛋白饮食宜首选

　　A. 豆腐　　　　　　　　B. 植物油　　　　　　C. 鸡蛋

　　D. 氨基酸　　　　　　　E. 人工合成蛋白

17. 根据病情，吴先生应

　　A. 正常工作，增加午休时间

　　B. 避免剧烈活动，增加睡眠时间

　　C. 室内活动，以不感到疲劳为度

　　D. 卧床休息

　　E. 绝对卧床休息

第四节　肾病综合征患者的护理

A1型题

以下每一道题有 A、B、C、D、E 五个备选答案，请从中选择一个最佳答案。

1. 肾病综合征患者发生水肿时最常见的部位是
    A. 眼睑　　　　　　　　B. 上肢　　　　　　　　C. 腹部
    D. 腰骶部　　　　　　　E. 下肢

2. 肾病综合征患者最早最突出的体征是
    A. 水肿　　　　　　　　B. 高脂血症　　　　　　C. 低蛋白血症
    D. 大量蛋白尿　　　　　E. 血尿

3. 肾病综合征分为原发性和继发性，下列哪项属于原发性
    A. 糖尿病肾病　　　　　B. 过敏性紫癜肾　　　　C. 慢性肾炎
    D. 狼疮性肾炎　　　　　E. 肾淀粉样变

4. 下列哪项不是原发性肾病综合征主要并发症
    A. 血栓及栓塞　　　　　B. 动脉粥样硬化　　　　C. 急性肾衰竭
    D. 感染　　　　　　　　E. 心绞痛、心肌梗死

5. 原发肾病综合征常可自发形成血栓的原因是
    A. 血小板增多　　　　　B. 血管内皮易受损　　　C. 组织因子易释放
    D. 血液多呈高凝状态　　E. 红细胞增多

第五节　慢性肾功能衰竭患者的护理

A1型题

以下每一道题有 A、B、C、D、E 五个备选答案，请从中选择一个最佳答案。

1. 肾功能不全时血清电解质检查常发现
    A. 高血钙、高血磷　　　B. 高血钾、高血磷　　　C. 低血钠、高血钙
    D. 低血钾、高血氯　　　E. 低血镁、低血磷

2. 尿毒症患者早期最突出的临床表现是
    A. 高钾或低钾血症　　　B. 高钠血症　　　　　　C. 抽搐
    D. 高血压　　　　　　　E. 厌食、恶心

3. 尿毒症时哪项临床表现主要是由肾脏内分泌功能障碍所致
    A. 氮质血症　　　　　　B. 代谢性酸中毒　　　　C. 肾性贫血

D. 胃肠道症状　　　　　　E. 精神、神经症状

4. 各种肾脏疾病的终末期表现多为

A. 肾功能受损　　　　　B. 肾功能失代偿　　　　C. 氮质血症

D. 肾功能正常　　　　　E. 尿毒症

5. 尿毒症患者必有的临床表现为

A. 皮肤尿素霜沉着　　　B. 嘴内尿味或金属味　　C. 纤维素性胸膜炎

D. 纤维素性心包炎　　　E. 贫血

6. 尿毒症引起的贫血通常为

A. 小细胞低色素贫血　　B. 大细胞性贫血　　　　C. 正细胞正色素性贫血

D. 单纯小红细胞性贫血　E. 以上都不是

7. 肾性骨病的发生机理主要是

A. 原发性甲状旁腺功能亢进症

B. 酸碱平衡失调

C. 继发性甲状旁腺功能亢进症

D. 维生素 D 过量

E. 甲状旁腺功能减退症

8. 纠正尿毒症性贫血最有效的措施是

A. 输新鲜血　　　　　　B. 输库存血　　　　　　C. 输血浆

D. 注射促红细胞生成素　E. 输血浆代用品

A2型题

以下每个案例有 A、B、C、D、E 五个备选答案，请从中选择一个最佳答案。

9. 姜先生，40 岁，诊断尿毒症三月余，现有浮肿，皮肤瘙痒。如做皮肤护理，下列哪项不妥

A. 勤换衣裤、床褥

B. 病床单位保持平整干燥

C. 切勿搔抓，以防皮肤破损

D. 保持皮肤清洁，用温水擦洗

E. 必要时可用肥皂和酒精擦洗

10. 王大爷，62 岁，患慢性肾衰竭两年余，因感染致病情加重入院治疗。电解质检查结果显示血钾 6.5mmol/L，下列护理措施不妥的一项是

A. 忌输库存血

B. 多吃橘子

C. 禁用螺旋酯

D. 采血部位结扎勿过紧

E. 采集标本时注射器要干燥

A3/A4型题

以下每个案例设多个试题，请根据案例所提供的信息在 A、B、C、D、E 五个备选答案中选择一个最佳答案。

（11 ~ 13 题共用题干）

王女士，36 岁，患慢性肾盂肾炎 4 年。现因"头痛、头晕、食欲不佳、乏力、水肿"来院就诊，经检查确诊为"慢性肾衰竭"，情绪低落，整日以泪洗面，不吃不睡。

11. 目前最主要的护理问题是
    A. 营养失调：低于机体需求量
    B. 体液过多
    C. 焦虑
    D. 活动无耐力
    E. 有感染的危险

12. 此时最主要的护理措施是
    A. 增加营养　　　　　　B. 控制水的摄入　　　　　C. 注意休息
    D. 心理护理　　　　　　E. 遵医嘱给予抗菌药物治疗

13. 健康教育中应说明当前的治疗关键是
    A. 保持乐观情绪
    B. 避免受凉受湿
    C. 合理膳食
    D. 防止或延缓肾功能进行性减退
    E. 避孕

（14 ~ 17 题共用题干）

患者，男，37 岁。头痛、头晕 1 年余，1 周来加重，伴心悸、乏力、鼻出血及牙龈出血来诊。查体：血压 170/110mmHg，皮肤黏膜苍白，血红蛋白 60g/L，PLT148 × 10^9/L，尿蛋白（+++），尿红细胞 3 ~ 5/HP，BUN40mmol/L，Scr887μmol/L，Ccr10mL/min，肾脏 B 超示体积缩小，双肾皮质变薄。

14. 对该患者的诊断可能为
    A. 急性肾功能衰竭
    D. 慢性肾功能衰竭氮质血症期
    C. 慢性肾功能衰竭尿毒症期
    D. 轻度高血压脑病
    E. 急进性肾小球肾炎

15. 该患者贫血的主要原因是
    A. 红细胞溶血　　　　　B. 慢性失血　　　　　　C. 营养不良

D. 促红细胞生成素减少　　　E. 骨髓造血组织减少

16. 该患者入院后发生手足抽搐，其可能的原因是
    A. 并发高血压　　　　　　B. 并发严重感染　　　　C. 高血磷
    D. 低血钾　　　　　　　　E. 低血钙

17. 该患者最佳的治疗措施是
    A. 纠正贫血　　　　　　　B. 控制高血压　　　　　C. 积极止血
    D. 胃肠透析　　　　　　　E. 血液净化

第六节　急性肾功能衰竭患者的护理

A1型题

以下每一道题有 A、B、C、D、E 五个备选答案，请从中选择一个最佳答案。

1. 急性肾功能衰竭少尿期患者，心脏骤停，其原因可能是
   A. 酸中毒　　　　　　　　B. 低血钾　　　　　　　C. 低血钙
   D. 高血钾　　　　　　　　E. 高血压

2. 肾脏结构和功能的基本单位是
   A. 肾小体　　　　　　　　B. 肾小管　　　　　　　C. 肾单位
   D. 肾小球　　　　　　　　E. 肾小囊

3. 下列除_____之外是血液透析常见的并发症
   A. 低血压　　　　　　　　B. 失衡综合征　　　　　C. 低蛋白血症
   D. 过敏反应　　　　　　　E. 出血

4. 腹膜透析最常见的并发症是
   A. 腹膜炎　　　　　　　　B. 腹痛　　　　　　　　C. 透析液引流不畅
   D. 脱水　　　　　　　　　E. 高血压

5. 血液透析的适应证不包括
   A. 急性肾衰　　　　　　　B. 慢性肾衰　　　　　　C. 急性毒物中毒
   D. 急性药物中毒　　　　　E. 肾病综合征

6. 急性肾衰按病因分类哪项是最常见类型
   A. 肾小球疾病　　　　　　B. 肾血管性疾病　　　　C. 尿路梗阻
   D. 急性肾小管坏死　　　　E. 肾毒素

7. 急性肾衰少尿或无尿期易引起高血钾症，其危害是
   A. 全身水肿
   B. 体重增加
   C. 高血压
   D. 抑制心肌细胞，易致严重心律失常

　　　　E. 低血压
　　8. 急性肾衰预防高血钾具体措施哪项是错误的
　　　　A. 避免食用含钾多食品，如蘑菇、榨菜
　　　　B. 不用含钾多的药物，如氯化钾
　　　　C. 遵医嘱可口服甘露醇，促钾离子排出
　　　　D. 贫血严重可用库存血
　　　　E. 禁用库存血

参 考 答 案

第一节　常见症状与体征及其护理

1. D　　2. E　　3. D　　4. D　　5. A　　6. D　　7. B　　8. E　　9. C

第二节　尿路感染患者的护理

1. B　　2. E　　3. B　　4. E　　5. D　　6. B　　7. C　　8. C　　9. D　　10. B　　11. D
12. D　　13. A　　14. B　　15. A　　16. D　　17. D

第三节　慢性肾小球肾炎患者的护理

1. D　　2. A　　3. C　　4. E　　5. A　　6. D　　7. D　　8. A　　9. D　　10. A　　11. B
12. B　　13. C　　14. E　　15. C　　16. C　　17. D

第四节　肾病综合征患者的护理

1. E　　2. A　　3. C　　4. E　　5. D

第五节　慢性肾功能衰竭患者的护理

1. B　　2. E　　3. C　　4. E　　5. E　　6. C　　7. C　　8. D　　9. E　　10. B　　11. C
12. D　　13. D　　14. C　　15. D　　16. E　　17. E

第六节　急性肾功能衰竭患者的护理

1. D　　2. C　　3. C　　4. A　　5. E　　6. D　　7. D　　8. D

第六章　血液系统疾病患者的护理

第一节　常见症状及其护理

A1型题

以下每一道题有 A、B、C、D、E 五个备选答案，请从中选择一个最佳答案。

1. 血小板低于下列哪项时，临床应警惕颅内出血
   A. 100×10^9/L
   B. 80×10^9/L
   C. 60×10^9/L
   D. 40×10^9/L
   E. 20×10^9/L

2. 反映造血功能的血液检查是
   A. 血红蛋白测定
   B. 白细胞计数及分类
   C. 红细胞沉降率
   D. 网织红细胞计数
   E. 出血时间测定

3. 血液病患者的白细胞数低于下列哪项时需进行保护性隔离
   A. 1.0×10^9/L
   B. 1.5×10^9/L
   C. 2.0×10^9/L
   D. 2.5×10^9/L
   E. 3.0×10^9/L

4. 血液病患者最应警惕的情况是
   A. 皮肤黏膜血肿
   B. 呼吸道出血
   C. 消化道出血
   D. 泌尿生殖道出血
   E. 颅内出血

第二节　缺铁性贫血患者的护理

A1型题

以下每一道题有 A、B、C、D、E 五个备选答案，请从中选择一个最佳答案。

1. 成人缺铁性贫血最常见的原因是
   A. 铁需要量增加
   B. 铁吸收不良
   C. 铁供应不足
   D. 胃酸缺乏
   E. 慢性失血

2. 缺铁性贫血治疗最重要的是

    A. 补充铁剂　　　　　　　B. 病因治疗　　　　　　　C. 脾切除

    D. 少量输血　　　　　　　E. 肌内注射维生素 B_{12}

3. 营养室制订的含有瘦肉、蛋黄、猪肝、黑木耳的菜谱适合哪种血液病患者

    A. 急性白血病　　　　　　B. 缺铁性贫血　　　　　　C. 再生障碍性贫血

    D. 特发性血小板减少性紫癜　E. 过敏性紫癜

A2型题

以下每个案例有 A、B、C、D、E 五个备选答案，请从中选择一个最佳答案。

4. 患者，女，30 岁。常年月经量过多，近来出现头晕、乏力、面色苍白，医院诊断为贫血，其诊断依据为单位容积外周血液中

    A. 红细胞数或血红蛋白低于正常

    B. 红细胞数和血红蛋白低于正常

    C. 红细胞数和血细胞比容低于正常

    D. 红细胞数和网织红细胞数低于正常

    E. 红细胞数、血红蛋白浓度和（或）血细胞比容低于正常

5. 患者，男，56 岁。患溃疡病 5 年，经常胃出血，经医院检验血红蛋白 90g/L，红细胞 3.8×10^{12}/L，确诊为缺铁性贫血。该患者发生贫血的主要原因是

    A. 慢性失血　　　　　　　B. 缺乏白蛋白　　　　　　C. 缺乏维生素 B_{12}

    D. 缺乏胃蛋白酶　　　　　E. 缺乏叶酸

6. 患者，女，45 岁。因头晕、乏力两个月，诊断为"缺铁性贫血"，医嘱予以硫酸亚铁口服。护士指导患者正确服药的方法是

    A. 饭前服用　　　　　　　B. 饭后服用　　　　　　　C. 间隔 8 小时 1 次

    D. 任何时间都可以　　　　E. 睡前服 1 次

7. 患者，女，24 岁。妊娠 24 周，近来头晕、乏力显著，面色苍白，化验：血红蛋白 50g/L，白细胞 4.2×10^9/L，血小板 120×10^9/L，主要护理问题是

    A. 有感染的危险　　　　　B. 潜在并发症：脑出血　　C. 有受伤的危险

    D. 气体交换受损　　　　　E. 体液不足

A3/A4型题

以下每个案例设多个试题，请根据案例所提供的信息在 A、B、C、D、E 五个备选答案中选择一个最佳答案。

（8~10 题共用题干）

患者，女，20 岁。月经多 3 年，经常头晕、心悸、乏力，近一周上述症状加重。查体发现面色苍白，血红蛋白 70g/L，医生考虑为缺铁性贫血。

8. 该患者发生贫血的原因可能是
    A. 铁摄入不足   B. 铁需要量增加   C. 铁吸收不良
    D. 慢性失血   E. 胃酸缺乏

9. 对该患者具有确诊价值的检查结果是
    A. 红细胞为小细胞低色素性   B. 骨髓铁染色阳性   C. 红细胞计数减少
    D. 血红蛋白量减少   E. 血清铁蛋白降低

10. 治疗选用硫酸亚铁，护理措施不正确的是
    A. 向患者说明服用铁剂后可能出现黑粪
    B. 服用铁剂前后 1 小时禁饮浓茶
    C. 避免铁剂溶液与牛奶同服
    D. 服用铁剂溶液要使用吸管
    E. 症状改善后可停药

第三节　再生障碍性贫血患者的护理

A1型题

以下每一道题有 A、B、C、D、E 五个备选答案，请从中选择一个最佳答案。

1. 再生障碍性贫血患者一般不出现
    A. 进行性贫血   B. 感染   C. 出血
    D. 全血细胞减少   E. 肝、脾、淋巴结肿大

2. 引起继发性再生障碍性贫血最常见的药物是
    A. 红霉素   B. 氯霉素   C. 螺旋霉素
    D. 庆大霉素   E. 青霉素

3. 再生障碍性贫血最主要的诊断依据为
    A. 贫血、出血、感染   B. 全血细胞减少   C. 网织红细胞减少
    D. 骨髓增生低下   E. 无肝脾肿大

4. 重型再生障碍性贫血早期最突出的表现是
    A. 出血和感染   B. 进行性贫血   C. 进行性消瘦
    D. 肝、脾、淋巴结大   E. 黄疸

A2型题

以下每个案例有 A、B、C、D、E 五个备选答案，请从中选择一个最佳答案。

5. 患者，女，30 岁。诊断为再生障碍性贫血。血常规显示红细胞 $3.0 \times 10^{12}/L$，血红蛋白 $60g/L$，白细胞 $2.8 \times 10^9/L$，血小板 $80 \times 10^9/L$，该患者最大的危险是

A. 贫血　　　　　　　　B. 继发感染　　　　　　C. 颅内出血

D. 心衰　　　　　　　　E. 牙龈出血

6. 患者，女，61 岁。患再生障碍性贫血，四肢皮肤散在性瘀点，右颊部可见一约
1.5cm×0.5cm 的口腔溃疡，为有效预防感染，目前对其采取的首要护理措施是

A. 加强营养　　　　　　B. 定期洗浴　　　　　　C. 保持皮肤干燥

D. 加强口腔护理　　　　E. 避免到人群聚集的地方

7. 某急性再生障碍性贫血患者，突然出现头痛、呕吐、瞳孔大小不等、一侧肢体
瘫痪，首先考虑

A. 颅内感染　　　　　　B. 颅内出血　　　　　　C. 脑膜炎

D. 出血性休克　　　　　E. 脑血栓

8. 某急性再生障碍性贫血患者，贫血程度较重，给予丙酸睾酮治疗，该药的正确
使用方法是

A. 该药吸收快，需要深部肌内注射

B. 如口服用药 1 个月见效，即可停药

C. 该药副作用较少，用量可以适当加大

D. 长期用药，肝功能不受损害

E. 需经常更换注射部位，防止注射处发生肿块

9. 某急性再生障碍性贫血患者，突然出现头痛、头晕、视力模糊、呕吐，疑为颅
内出血，护士首先采取的护理措施是

A. 去枕平卧　　　　　　B. 低流量吸氧　　　　　C. 头低脚高位

D. 保持口腔清洁　　　　E. 鼻饲流质饮食

10. 患者，男，46 岁。患非重型再生障碍性贫血，患者受凉后出现高热，为其降温
的最佳措施是

A. 头部及大血管处放置冰袋　B. 口服退热剂　　　　C. 酒精擦浴

D. 温水擦浴　　　　　　E. 冬眠

第四节　特发性血小板减少性紫癜患者的护理

A1型题

以下每一道题有 A、B、C、D、E 五个备选答案，请从中选择一个最佳答案。

1. 有关特发性血小板减少性紫癜的护理，哪项不妥

A. 眼底出血者警惕颅内出血

B. 告知患者本病预后较差

C. 避免粗硬食物，以免黏膜损伤

D. 女性患者应避孕

   E. 血小板在 50×10^9/L 以下，不要进行强体力活动

2. 特发性血小板减少性紫癜发病相关因素是

   A. 免疫因素：机体产生抗血小板抗体

   B. 骨髓因素：骨髓造血功能衰竭

   C. 凝血因素：凝血因子缺乏

   D. 小血管的变态反应性炎症

   E. 凝血和纤溶失衡

3. 不符合特发性血小板减少性紫癜急性型临床特征的是

   A. 起病急

   B. 常有畏寒、发热

   C. 血小板多在 20×10^9/L 以下

   D. 全身广泛出血

   E. 骨髓巨核细胞数减少

A2型题

以下每个案例有 A、B、C、D、E 五个备选答案，请从中选择一个最佳答案。

4. 某女性青年，反复出现皮肤瘀点，并有鼻出血、月经过多，近来出现贫血、脾大，错误的护理措施是

   A. 适当限制活动

   B. 预防各种创伤

   C. 尽量减少肌内注射

   D. 保持鼻黏膜湿润，剥去鼻腔血痂

   E. 摄高蛋白、高维生素、低渣、易消化饮食

5. 患者，女，50 岁。以特发性血小板减少性紫癜收入院，最常见的出血部位为

   A. 皮肤黏膜   B. 消化道   C. 泌尿道

   D. 生殖道   E. 颅内

6. 患者，女，36 岁。诊断为特发性血小板减少性紫癜，入院后告知患者禁用的药物是

   A. 泼尼松   B. 阿司匹林   C. 红霉素

   D. 阿莫西林   E. 地西泮

7. 患者，女，28 岁。下肢有紫癜，无其他部位出血。血常规检查：血小板减少。应首选的检查项目是

   A. 抗核抗体   B. 出血时间   C. 骨髓穿刺

   D. 凝血时间   E. 血清肌酐

8. 患者，女，30 岁。诊断为特发性血小板减少性紫癜。血常规显示红细胞 3.6×10^{12}/L，血红蛋白 90g/L，白细胞 6.8×10^9/L，血小板 15×10^9/L。该患者最大

的危险是

A. 贫血   B. 继发感染   C. 颅内出血

D. 心衰   E. 牙龈出血

9. 患者，女，19 岁。患血小板减少性紫癜，检查口腔时发现口腔黏膜有散在瘀点，左侧下牙龈有瘀斑，为此患者进行口腔护理，应特别注意

A. 所有用品均应无菌

B. 动作轻稳，勿损伤黏膜

C. 蘸水不可过湿以防呛咳

D. 擦拭时勿触及咽部以免恶心

E. 擦拭时先擦拭瘀斑处

A3/A4型题

以下每个案例设多个试题，请根据案例所提供的信息在 A、B、C、D、E 五个备选答案中选择一个最佳答案。

（10 ~ 11 题共用题干）

患者，女，30 岁。一年多来反复发生双下肢瘀斑，月经量增多。血红蛋白 90g/L，红细胞 3.0×10^9/L，血小板 50×10^9/L。既往身体健康。初步诊断为"慢性特发性血小板减少性紫癜"。

10. 治疗时应首选

A. 糖皮质激素   B. 脾切除   C. 血浆置换

D. 大剂量丙种球蛋白   E. 静脉输注血小板悬液

11. 与目前病情不符的护理诊断或合作性问题是

A. 组织完整性受损   B. 有受伤的危险   C. 有感染的危险

D. 知识缺乏   E. 潜在并发症：颅内出血

第五节　过敏性紫癜患者的护理

A1型题

以下每一道题有 A、B、C、D、E 五个备选答案，请从中选择一个最佳答案。

1. 血小板减少性紫癜与过敏性紫癜最重要的区别是前者

A. 血小板计数减少

B. 毛细血管脆性试验阳性

C. 凝血时间延长

D. 血块回缩不良

    E. 出血时间延长
2. 下列不属于过敏性紫癜的主要症状的是
    A. 皮肤紫癜　　　　　　B. 恶心呕吐　　　　　　C. 关节肿痛
    D. 杨梅舌　　　　　　　E. 紫癜性肾炎

A2型题

以下每个案例有 A、B、C、D、E 五个备选答案，请从中选择一个最佳答案。

3. 患者，女，36 岁。反复发作皮肤瘀点、瘀斑伴月经量过多 3 个月来院就诊。查体：轻度贫血貌，周身皮肤可见散在瘀点，余无异常。鉴别特发性血小板减少性紫癜和过敏性紫癜的最有效检查是
    A. 束臂试验　　　　　　B. 骨髓象分析　　　　　C. 出血时间测定
    D. 细胞化学染色　　　　E. 血小板计数和形态

A3/A4型题

以下每个案例设多个试题，请根据案例所提供的信息在 A、B、C、D、E 五个备选答案中选择一个最佳答案。

(4～5 题共用题干)

患者，女，18 岁。1 周前上感发热，胃纳不佳，时有恶心呕吐。近日下肢突然出现瘀点、瘀斑，片状融合，稍高出皮肤，压之不褪色，尿常规：蛋白（＋＋）。

4. 经检查诊断为过敏性紫癜。该患者属哪一个类型
    A. 关节型　　　　　　　B. 腹型　　　　　　　　C. 紫癜型
    D. 混合型　　　　　　　E. 肾型

5. 该患者最有效的治疗应选择何种药物
    A. 维生素 C　　　　　　B. 保泰松　　　　　　　C. 肾上腺皮质激素
    D. 抗生素　　　　　　　E. 吲哚美辛

第六节　白血病患者的护理

A1型题

以下每一道题有 A、B、C、D、E 五个备选答案，请从中选择一个最佳答案。

1. 关于白血病患者的护理，下列错误的是
    A. 进食高热量、高维生素、高蛋白质饮食
    B. 注意病室消毒，预防感染

C. 化疗期间多卧床休息，避免外伤引起出血

D. 化疗期间为避免呕吐应禁食

E. 严密监测血象的改变

2. 急性白血病的临床特征是

A. 发热、贫血、出血　　　B. 全血细胞减少　　　C. 肝、脾、淋巴结肿大

D. 恶病质　　　　　　　　E. 发热、贫血、出血、白血病细胞浸润

3. 护理急性白血病患者错误的是

A. 高热量、高蛋白饮食　　B. 控制饮水量　　　　C. 避免口腔黏膜损伤

D. 保持病室清洁　　　　　E. 限制探视

4. 区分急性白血病和再生障碍性贫血的临床表现是前者可见

A. 发热　　　　　　　　　B. 贫血　　　　　　　C. 皮肤出血

D. 颅内出血　　　　　　　E. 胸骨压痛

5. 鉴别再生障碍性贫血和急性白血病最主要的检查是

A. 血小板计数　　　　　　B. 周围血查幼红细胞　C. 周围血查幼稚白细胞

D. 网织红细胞计数　　　　E. 骨髓检查

6. 急性白血病和慢性白血病的主要区别是

A. 肝脾增大程度　　　　　B. 感染严重程度　　　C. 出血严重程度

D. 白血病细胞成熟程度　　E. 贫血严重程度

7. 慢性粒细胞白血病最突出的体征为

A. 肝脏肿大　　　　　　　B. 巨大脾脏　　　　　C. 体温增高

D. 浅表淋巴结肿大　　　　E. 胸骨压痛

8. 有关化疗患者的护理，不恰当的是

A. 治疗前向患者说明化疗可能产生的不良反应

B. 用药前可酌情给镇静剂或镇吐剂

C. 用药过程中适当补充饮料

D. 治疗后 1 小时内进食

E. 治疗后出现口干应做好口腔护理

9. 急性白血病出血的主要原因是

A. 弥散性血管内凝血　　　B. 血小板减少　　　　C. 血小板功能异常

D. 凝血因子减少　　　　　E. 感染毒素对血管的损伤

10. 区别再生障碍性贫血与白血病的主要依据是

A. 有无肝、脾、淋巴结肿大

B. 血液白细胞多少

C. 骨髓增生情况

D. 周围血中有无原始及幼稚细胞

E. 脑脊液的变化

A2型题

以下每个案例有 A、B、C、D、E 五个备选答案，请从中选择一个最佳答案。

11. 患者，男，48 岁。以急性白血病入院化疗，化疗后第 7 天，复查血象：血小板计数为 $15 \times 10^9/L$。此时最主要的护理措施是预防和观察

    A. 口腔溃疡　　　　　B. 药物不良反应　　　　C. 颅内出血

    D. 尿道出血　　　　　E. 尿酸性肾病

12. 某急性白血病患者，乏力、消瘦 1 个月，伴发热 1 周，食欲减退。化疗后有恶心的反应，但无呕吐。测血白细胞计数 $2 \times 10^9/L$，血小板计数 $150 \times 10^9/L$。该患者的护理问题可排除下列哪一项

    A. 潜在的感染

    B. 营养失调：低于机体需要量

    C. 活动无耐力

    D. 舒适的改变：发热、恶心

    E. 潜在并发症：颅内出血

13. 患者，女，30 岁。诊断为急性白血病，突然头痛、呕吐、视物模糊，提示

    A. 颅内感染　　　　　B. 颅内出血　　　　　C. 脑膜炎

    D. 出血性休克　　　　E. 中神经系统白血病

14. 某急性白血病患者，经治疗后在缓解期出现头痛、恶心、呕吐、视力障碍、瞳孔改变，最可能发生

    A. 颅内出血

    B. 脑血栓形成

    C. 中枢神经系统继发感染

    D. 中枢神经系统性白血病

    E. 药物不良反应

15. 张某，男。急性高热、苍白和出血，最能提示患者为急性白血病的是

    A. 肝、脾肿大　　　　B. 四肢关节痛　　　　C. 皮肤结节

    D. 胸骨压痛　　　　　E. 黏膜损害

16. 患者，女，45 岁。患白血病需使用阿霉素进行化疗，关于预防和处理静脉炎不正确的是

    A. 静注时速度要慢　　　B. 静注后生理盐水冲洗　C. 血管要轮流使用

    D. 发生静脉炎时可用普鲁卡因局部封闭　　　　E. 发生静脉炎可热敷

17. 患者，男，16 岁。患急性淋巴细胞白血病，应用长春新碱和泼尼松化疗。化疗期间鼓励患者多饮水的主要目的是

    A. 减少胃肠道刺激　　　B. 稀释血中药物浓度　　C. 补充体液丢失

    D. 预防尿酸性肾病　　　E. 减少药物对膀胱刺激

A3/A4型题

以下每个案例设多个试题，请根据案例所提供的信息在 A、B、C、D、E 五个备选答案中选择一个最佳答案。

（18~19 题共用题干）

某急性白血病患者，皮肤有多处瘀斑，牙龈及鼻腔出血。

18. 护理该患者时，应避免
    A. 定时翻身　　　　B. 高蛋白饮食　　　　C. 剥去鼻腔内的血痂
    D. 鼻腔涂石蜡油　　E. 局部冷敷

19. 对该患者的口腔护理哪项错误
    A. 凡士林涂口唇　　B. 湿棉球擦拭口腔　　C. 牙签剔牙
    D. 无刺激性漱口液漱口　　E. 牙龈出血局部用止血粉

（20~24 题共用题干）

患者，男，19 岁。3 天来发热、咳嗽，极度乏力，全身皮肤广泛点片状出血，急诊入院。血红蛋白80g/L，白细胞 15×10^9/L，分类80% 为原始、幼稚淋巴细胞，血小板 20×10^9/L，骨髓增生极度活跃，分类中见大量原始、幼稚淋巴细胞。

20. 该患者最可能的临床诊断是
    A. 贫血
    B. 再生障碍性贫血
    C. 特发性血小板减少性紫癜
    D. 急性白血病
    E. 慢性粒细胞白血病

21. 对该患者的护理措施不正确的是
    A. 冰袋物理降温　　B. 卧床休息　　　　C. 多饮水
    D. 遵医嘱给予退热药　　E. 乙醇擦浴

22. 当患者突然出现剧烈头痛、呕吐，应警惕的并发症是
    A. 眼底出血　　　　B. 鼻出血　　　　　C. 颅内出血
    D. 关节出血　　　　E. 内脏出血

23. 患者应用了 VP 方案治疗后出现手足麻木感，最有可能是
    A. 长春新碱的副作用　　B. 泼尼松的副作用　　C. 柔红霉素的副作用
    D. 三尖杉碱的副作用　　E. 阿霉素的副作用

24. 如果患者在化疗诱导缓解后，出现头痛、呕吐、颈强直，可能发生了
    A. 中枢神经系统性白血病　　B. 化脓性脑膜炎　　C. 脑血栓形成
    D. 蛛网膜下腔出血　　E. 败血症

参 考 答 案

第一节　常见症状及其护理

1. E　2. D　3. A　4. E

第二节　缺铁性贫血患者的护理

1. E　2. B　3. B　4. E　5. A　6. B　7. C　8. D　9. E　10. E

第三节　再生障碍性贫血患者的护理

1. E　2. B　3. D　4. A　5. B　6. D　7. B　8. E　9. A　10. A

第四节　特发性血小板减少性紫癜患者的护理

1. B　2. A　3. E　4. D　5. A　6. B　7. C　8. C　9. B　10. A　11. E

第五节　过敏性紫癜患者的护理

1. A　2. D　3. E　4. D　5. C

第六节　白血病患者的护理

1. D　2. E　3. B　4. E　5. E　6. D　7. B　8. D　9. B　10. C　11. C
12. E　13. B　14. D　15. D　16. E　17. D　18. C　19. C　20. D　21. E　22. C
23. A　24. A

第七章　内分泌代谢疾病患者的护理

第一节　常见症状及其护理

A1型题

以下每一道题有 A、B、C、D、E 五个备选答案，请从中选择一个最佳答案。
1. 对消瘦患者的护理措施正确的是
    A. 开始应大量进食
    B. 低热量饮食
    C. 极度消瘦可依靠输液改善
    D. 合理搭配饮食
    E. 尽量进食，无需照顾患者口味
2. 肥胖是指体重超过标准体重的
    A. 5%　　　　　　　　B. 8%　　　　　　　　C. 10%
    D. 15%　　　　　　　E. 20%

第二节　甲状腺功能亢进症患者的护理

A1型题

以下每一道题有 A、B、C、D、E 五个备选答案，请从中选择一个最佳答案。
1. 甲状腺性甲亢中最多见的是
    A. 多结节性毒性甲状腺肿
    B. 弥漫性毒性甲状腺肿甲状腺功能亢进症（Graves 病）
    C. 毒性腺瘤
    D. 甲状腺癌
    E. 碘甲亢

2. 对甲亢面容的描述，不正确的是

   A. 结膜充血水肿

   B. 表情亢奋

   C. 上眼睑挛缩，睑裂增宽

   D. 口唇发绀

   E. 眼球突出

3. 甲状腺功能亢进患者最具特征的心血管体征为

   A. 水冲脉　　　　　　　B. 房性期前收缩　　　　C. 脉压减小

   D. 短绌脉　　　　　　　E. 收缩压增高

4. 计算基础代谢率（BMR）的正确公式是

   A. BMR = 脉率 + 收缩压

   B. BMR = 脉率 + 脉压 + 111

   C. BMR = 脉率 − 脉压

   D. BMR = 脉率 + 脉压 − 111

   E. BMR = 脉率 + 舒张压

5. 患者在进行甲状腺摄碘试验检查前应禁食含碘食物的时间为

   A. 3 天　　　　　　　　B. 4 ~ 6 天　　　　　　C. 1 ~ 2 周

   D. 3 ~ 4 周　　　　　　E. 4 ~ 6 周

6. 成人基础代谢率为 +45%，其甲状腺功能为

   A. 轻度甲亢

   B. 甲亢介于轻度和中度之间

   C. 应激状态下

   D. 中度甲亢

   E. 甲状腺危象

7. 甲状腺功能亢进患者，什么情况下可以停用抗甲状腺药物

   A. 全身乏力、出汗　　　B. 突眼加重、流泪　　　C. 恶心、呕吐

   D. 白细胞计数 < 3.0×10^9/L　　E. 头晕、头痛

8. 甲状腺危象的常见诱因有

   A. 肥胖　　　　　　　　B. 感染　　　　　　　　C. 出血

   D. 心脏病变　　　　　　E. 突眼

9. 甲状腺危象的诱因除外

   A. 低血糖　　　　　　　B. 感染　　　　　　　　C. 多食

   D. 手术　　　　　　　　E. 精神创伤

10. 甲状腺功能亢进症合并眼征时，采取的眼保护措施不包括

   A. 给予高热量、高盐饮食　　B. 风沙天气尽量不外出　　C. 限制钠盐摄入

   D. 外出佩戴有色眼镜　　E. 无菌盐水纱布覆盖眼睛

A2型题

以下每个案例有 A、B、C、D、E 五个备选答案，请从中选择一个最佳答案。

11. 钱女士，40 岁。脉率 120 次/分，呼吸 28 次/分，体温 37.6℃，血压 125/80 mmHg，表情兴奋，烦躁易怒，双手震颤，眼球凸出，皮肤潮湿，可能诊断为
    A. 癫痫
    B. 甲状腺功能亢进
    C. 高血压
    D. 脑血管病
    E. 神经官能症

12. 常女士，32 岁。诊断为甲状腺功能亢进症，既往有哮喘病史，应禁用的治疗药物是
    A. 普萘洛尔
    B. 甲巯咪唑
    C. 甲状腺素片
    D. 复合维生素 B
    E. 卡比马唑（甲亢平）

13. 小艳，29 岁。甲亢 1 年，服用甲硫氧嘧啶治疗，该药的作用机制是
    A. 抑制甲状腺激素合成
    B. 抑制抗原抗体反应
    C. 抑制甲状腺激素释放
    D. 降低外周组织对甲状腺激素的反应
    E. 使甲状腺激素分泌降低

14. 吴女士，50 岁。颈前弥漫性肿大，疑为甲状腺功能亢进症。辅助检查意义最小的是
    A. 基础代谢率
    B. 甲状腺摄^{131}I 率测定
    C. 心电图
    D. 血清 T_3、T_4 含量测定
    E. 测血肌酐

15. 方女士，28 岁。患甲亢 2 年，3 天前受凉感冒，出现体温升高达 39.3℃，恶心，呕吐，腹泻，心悸，心率 120 次/分，继而出现昏迷，诊断为甲亢危象，治疗中禁用的药物是
    A. 异丙嗪
    B. 阿司匹林
    C. 抗生素
    D. 丙硫氧嘧啶
    E. 布洛芬

16. 钱女士，40 岁。自诉全身乏力，心慌，怕热，每日大便 3~4 次，诊断为甲亢，治疗半年好转，后上述症状再次出现，且体重下降 5 公斤，护理发现患者情绪激动，双目有神，甲状腺Ⅱ度肿大，局部可闻及杂音，心率 120 次/分，患者最可能发生的问题是
    A. 伴发糖尿病
    B. 甲亢复发
    C. 伴发心脏病
    D. 出现甲减
    E. 发生亚急性甲状腺炎

17. 汪女士，26 岁。甲状腺功能亢进，突发昏迷，体温 41.5℃，心率 140 次/分，两肺底湿啰音，伴大汗、腹泻。护士考虑了许多可能的诱发因素，但应除外
    A. 感染
    B. 心力衰竭
    C. 应激状态
    D. 妊娠
    E. 中断治疗

18. 吴女士，30 岁，未婚。近期由于工作劳累紧张，心悸、多汗 2 个月余。查体：甲状腺Ⅱ度肿大，有血管杂音，心率 130 次/分，FT_3、FT_4升高，TSH 显著降低，首选治疗方案为

    A. 普萘洛尔

    B. 甲巯咪唑（他巴唑）

    C. 甲巯咪唑（他巴唑）＋普萘洛尔

    D. 放射性碘治疗

    E. 甲状腺次全切除术

19. 赵先生，70 岁。甲状腺功能亢进 3 年，今日体温突然达 40℃，心率 150 次/分，恶心、呕吐、腹泻，大汗淋漓，昏睡。查 FT_3 及 FT_4 显著增高，诊断为甲状腺危象。产生该现象的机理是

    A. 感染使代谢增高

    B. 机体消耗大量甲状腺素

    C. 腺垂体功能亢进

    D. 自主神经功能紊乱

    E. 大量甲状腺素释放入血

20. 钱女士，36 岁。甲状腺功能亢进症，行 ^{131}I 治疗中出现恶心、呕吐、大汗淋漓、神志恍惚。护士查体：体温 39℃，心率 160 次/分。判断该患者可能发生的情况是

    A. ^{131}I 治疗正常反应   B. 甲状腺危象   C. 低血糖

    D. 低血容量休克   E. ^{131}I 过敏反应

21. 李女士，56 岁。甲状腺肿大、突眼、心慌、失眠，心率 100 次/分，血压 130/80mmHg，诊断为甲状腺功能亢进。护士为患者记录的基础代谢率是

    A. ＋20%   B. ＋25%   C. ＋35%

    D. ＋39%   E. ＋55%

A3/A4型题

以下每个案例设多个试题，请根据案例所提供的信息在 A、B、C、D、E 五个备选答案中选择一个最佳答案。

（22~25 题共用题干）

方女士，30 岁。怕热、多汗、乏力、消瘦伴月经减少半年来诊，查：甲状腺呈弥漫性肿大，质软，有轻度突眼，颈部闻及血管杂音，基础代谢率＋25%，血 T_3、T_4 明显增高。

22. 该患者初步诊断为

    A. 甲状腺功能亢进症   B. 地方性甲状腺肿   C. 甲状腺危象

    D. 生理性甲状腺肿   E. 甲状腺功能亢进症性心脏病

23. 护理体检时对诊断最有意义的体征是
    A. 体温 37.6℃　　　　　B. 心率 110 次/分　　　　C. 脉压增大
    D. 甲状腺肿大并可闻及血管杂音　　　　　　　　E. 轻度突眼
24. 对该患者最适宜的治疗措施是
    A. 口服抗甲状腺药物　　B. 放射性^{131}I 治疗　　C. 化疗
    D. 手术治疗　　　　　　E. 化疗 + 放疗
25. 中性粒细胞低于多少时应停药
    A. $0.5 \times 10^9/L$　　　　B. $1.0 \times 10^9/L$　　　　C. $1.5 \times 10^9/L$
    D. $2.0 \times 10^9/L$　　　　E. $2.5 \times 10^9/L$

第三节　甲状腺功能减退症患者的护理

A1型题

以下每一道题有 A、B、C、D、E 五个备选答案，请从中选择一个最佳答案。
1. 甲减按病因分类最常见为
    A. 原发性甲减　　　　　B. 垂体性甲减　　　　　C. 下丘脑性甲减
    D. TSH 不敏感综合征　　E. TH 不敏感综合征
2. 原发性甲减是
    A. 由于下丘脑或垂体疾病所致
    B. 由于甲状腺本身疾病所致
    C. 由于下丘脑疾病所致
    D. 由于甲状腺对 TSH 有抵抗
    E. 由于靶组织对 TH 不敏感
3. 亚临床甲减的特征是
    A. 血 T_3、T_4↓，TSH↑
    B. 血 T_3↑、T_4正常，TSH↓
    C. 血 T_3正常、T_4↑，TSH↓
    D. 血 T_3、T_4正常，TSH↑
    E. 血 T_3、T_4↑，TSH 正常
4. 关于甲减替代治疗，哪项不正确
    A. 从小剂量开始逐渐增至最佳效果
    B. 替代用量应注意个体化
    C. TSH 是评价疗效的最佳指标
    D. 不论何种甲减均需 TH 替代并监测
    E. 确诊后即刻足量替代

A2型题

以下每个案例有 A、B、C、D、E 五个备选答案，请从中选择一个最佳答案。

5. 钱女士，30 岁。近一个月记忆力减退、反应迟钝、乏力、畏寒。查体：体温 35.5℃，心率 60 次/分，血 TSH 升高，FT_4 降低。考虑

    A. 多结节性毒性甲状腺肿

    B. 弥漫性甲状腺肿甲状腺功能亢进症

    C. 毒性腺瘤

    D. 碘甲亢

    E. 甲状腺功能减退

第四节　糖尿病患者的护理

A1型题

以下每一道题有 A、B、C、D、E 五个备选答案，请从中选择一个最佳答案。

1. 糖尿病的分型正确的是

    A. 1 型，2 型，特殊类型，妊娠期糖尿病

    B. 自身免疫，特发性，胰岛素抵抗，胰岛素分泌缺陷

    C. 正常葡萄糖耐量，IGT，IFG，糖尿病

    D. 正常血糖，IGT，IFG，高血糖

    E. 1 型，2 型，妊娠期糖尿病

2. 关于 2 型糖尿病的叙述正确的是

    A. 主要与免疫、环境有关

    B. 主要见于年轻人

    C. 胰岛素绝对缺乏

    D. 有家族性发病倾向

    E. 依赖胰岛素治疗

3. 糖尿病患者最常见的致盲原因是

    A. 白内障　　　　　　B. 青光眼　　　　　　C. 角膜炎

    D. 虹膜炎　　　　　　E. 视网膜病变

4. 糖尿病最基本的治疗措施是

    A. 饮食治疗　　　　　B. 口服降糖药物治疗　　C. 胰岛素治疗

    D. 合适的体育锻炼　　E. 胰岛细胞

5. 糖尿病酮症酸中毒多见于

    A. 1 型糖尿病

    B. 2 型糖尿病

    C. 其他特殊类型糖尿病

    D. 妊娠糖尿病

    E. 非胰岛素依赖型糖尿病

6. 糖尿病专科护士向病区的糖尿病患者做健康宣教时，告诉患者，糖尿病患者常合并眼部疾病及肾脏病变，原因是

    A. 小动脉病变　　　　　B. 主动脉病变　　　　　C. 微血管病变

    D. 小静脉病变　　　　　E. 深静脉病变

7. 糖尿病是一组病因不明的内分泌代谢疾病，其共同特征为

    A. 多尿、多饮、多食　　B. 乏力　　　　　　　　C. 消瘦

    D. 高血糖　　　　　　　E. 尿糖阳性

8. 关于 1 型糖尿病，下列描述正确的是

    A. "三多一少"症状常显著

    B. 无需外源性胰岛素治疗

    C. 多见于成年人和老年人

    D. 与胰岛素抵抗关系密切

    E. 酮症酸中毒少见

9. 目前诊断糖尿病的主要方法是

    A. 血糖测定　　　　　　B. 尿糖测定　　　　　　C. 血清 C - 肽测定

    D. 胰岛素测定　　　　　E. 口服葡萄糖耐量试验

10. 做尿糖定量检查应加入的防腐剂是

    A. 95% 酒精　　　　　　B. 75% 酒精　　　　　　C. 甲苯

    D. 稀盐酸　　　　　　　E. 甲醛

11. 糖尿病患者控制饮食的主要作用是

    A. 刺激胰岛 β 细胞分泌胰岛素

    B. 减轻胰岛 β 细胞负担

    C. 增强胰岛素的皮下吸收

    D. 减少肠道葡萄糖的吸收

    E. 减少肝糖原异生

12. 磺脲类降糖药物宜在

    A. 餐前服用　　　　　　B. 餐后服用　　　　　　C. 餐中服用

    D. 两餐间服用　　　　　E. 血糖高时服用

13. 应用胰岛素最常见的不良反应是

    A. 胰岛素抗药性　　　　B. 低血糖反应　　　　　C. 过敏反应

    D. 营养不良　　　　　　E. 注射部位感染

A2型题

以下每个案例有 A、B、C、D、E 五个备选答案，请从中选择一个最佳答案。

14. 邱先生，64 岁。主诉四肢远端呈手套、袜套样感觉减退。该患者属于
    A. 末梢型感觉障碍　　　B. 分离性感觉障碍　　　C. 交叉型感觉障碍
    D. 部分性感觉障碍　　　E. 完全性感觉障碍

15. 李女士，48 岁。有糖尿病史，体温38.2℃，有尿频、尿急症状，尿沉渣中有大量白细胞。诊断考虑为
    A. 糖尿病合并眼病
    B. 糖尿病肾病
    C. 糖尿病合并泌尿系感染
    D. 糖尿病合并尿毒症
    E. 糖尿病合并肾乳头坏死

16. 梁先生，62 岁。糖尿病不规则服药，血糖波动在 8.6 ~ 9.8mmol/L，尿糖（＋＋）~（＋＋＋），近日感尿频、尿痛，昨日起突然神志不清，查血糖28mmol/L，尿素氮 7.8mmol/L，血钠 148mmol/L，尿糖（＋＋＋），酮体（＋＋），其诊断为
    A. 低血糖昏迷
    B. 糖尿病酮症酸中毒
    C. 乳酸性酸中毒
    D. 高渗性非酮症糖尿病昏迷
    E. 急性脑血管病

17. 刘先生，68 岁。糖尿病 15 年，突发右侧肢体无力，言语不利，逐渐加重 2 日，体检：神志清楚，血压正常，混合性失语，右侧鼻唇沟浅，伸舌右侧，饮水自右侧口角漏出，右侧上下肢肌力 0 级，肌张力低，腱反射低下，右下肢病理征阳性，脑 CT 未见异常，当前最主要的护理问题是
    A. 躯体移动障碍
    B. 语言沟通障碍
    C. 吞咽困难
    D. 焦虑
    E. 潜在并发症：颅内压增高

18. 尹女士，64 岁。因视力障碍收入院，查空腹血糖 10mmol/L，餐后血糖18mmol/L，该患者可能是
    A. 花眼　　　　　　B. 糖尿病视网膜病变　　　C. 动脉硬化
    D. 黄斑变性　　　　E. 角膜溃疡

19. 孙女士，52 岁。糖尿病病史 6 年，某日餐前突然感到饥饿难忍、全身无力、心

慌、出虚汗、继而神志恍惚。护士应立即采取的措施是

A. 配血、备血　　　　　B. 协助患者饮糖水　　　C. 进行血压监测

D. 建立静脉通路　　　　E. 专人护理

20. 陈先生，36 岁。糖尿病病程已有 12 年余，使用中性胰岛素治疗。但血糖未规律监测。近 3 个月出现眼睑及下肢水肿，尿糖（＋＋），白细胞 0～4/HP，尿蛋白（＋＋＋）。考虑的诊断是

A. 胰岛素性水肿　　　　B. 肾动脉硬化　　　　　C. 肾盂肾炎

D. 急性肾炎　　　　　　E. 糖尿病肾病

21. 周女士，26 岁。1 型糖尿病。因感冒食量减少而中断胰岛素治疗 3 日，突发昏迷，Kussmaul 呼吸，皮肤弹性差，脉细速，血压下降，尿量减少，血糖 33.3mmol/L，血尿素氮、肌酐偏高，白细胞 15×10^9/L，中性粒细胞 0.86，尿糖、尿酮体强阳性。诊断考虑

A. 感染性休克

B. 糖尿病酮症酸中毒昏迷

C. 糖尿病肾病尿毒症昏迷

D. 乳酸性酸中毒

E. 高渗性非酮症糖尿病昏迷

22. 韩女士，30 岁。1 型糖尿病，病程 3 年余，使用胰岛素治疗。近两日出现恶心、呕吐，不能正常进食，突然发生昏迷，测即刻血糖 3.3mmol/L。考虑为

A. 低血糖昏迷

B. 糖尿病酮症酸中毒昏迷

C. 糖尿病肾病尿毒症昏迷

D. 乳酸性酸中毒

E. 高渗性非酮症糖尿病昏迷

23. 洪先生，48 岁。患糖尿病 8 年，近日出现糖尿病酮症酸中毒，其呼吸特点为

A. 呼吸频率异常

B. 吸气时间大于呼气时间

C. 呼吸困难

D. 深度呼吸

E. 呼吸浅促

24. 艾女士，65 岁。严重腹泻、脱水，意识障碍。查体：血糖 42mmol/L，尿酮体（±）。护士向家属解释患者意识障碍发生的原因是

A. 脑血栓

B. 脑出血

C. 高血压脑病

D. 糖尿病酮症酸中毒昏迷

E. 高渗性非酮症糖尿病昏迷

25. 侯女士，30 岁。妊娠 7 个月，体格检查发现，尿糖（＋＋＋），血糖：空腹 7.8mmol/L，餐后 2 小时 16.7mmol/L。治疗主要选择
    A. 饮食治疗   B. 体育锻炼   C. 口服降糖药
    D. 胰岛素   E. 无需治疗

26. 1 型糖尿病患者，在治疗过程中出现心悸、出汗、头晕、饥饿感、意识模糊，护士应立即采取的措施是
    A. 使用胰岛素
    B. 报告值班医生
    C. 做心电图检查
    D. 静脉注射 50% 葡萄糖
    E. 静脉注射生理盐水

27. 程先生，68 岁。糖尿病 8 年，采用胰岛素治疗，上午 11 时突然出现多汗、心慌、无力，后神志不清，护士检测脉搏 120 次/分，化验尿糖（－），尿酮（－），尿素氮轻度升高，该护士考虑患者最可能为
    A. 药物过敏   B. 酮症酸中毒昏迷   C. 低血糖昏迷
    D. 脑出血   E. 尿毒症昏迷

28. 小敏，20 岁。1 型糖尿病，胰岛素用量每餐 12U。今晚餐注射胰岛素后 4 小时患者诉心悸、出汗、头晕、软弱无力感。护士应首先考虑的情况是
    A. 药物过敏反应   B. 心肌缺血   C. 自主神经紊乱
    D. 低血糖   E. 周围神经炎

A3/A4型题

以下每个案例设多个试题，请根据案例所提供的信息在 A、B、C、D、E 五个备选答案中选择一个最佳答案。

（29～30 题共用题干）

陈女士，58 岁。糖尿病病史 9 年，长期胰岛素治疗，今日凌晨突然感到饥饿难忍、全身无力、心慌、出虚汗，继而神志恍惚。

29. 护士应首先考虑发生了
    A. 胰岛素过敏   B. 低血糖反应   C. 酮症酸中毒早期
    D. 高渗性昏迷先兆   E. 血容量不足

30. 护士应立即采取的措施是
    A. 通知家属   B. 协助患者饮糖水   C. 进行血压监测
    D. 建立静脉通路   E. 专人护理

（31～32 题共用题干）

孙女士，60 岁。患糖尿病 12 年。今因糖尿病酮症酸中毒、脑血栓、半身不遂、尿

失禁而入院。

31. 患者尿液的气味是

    A. 腥臭味　　　　　　　B. 氨臭味　　　　　　　C. 烂苹果味

    D. 腥甜味　　　　　　　E. 酸臭味

32. 患者每日尿量可达到

    A. 500mL 以上　　　　　B. 1000mL 以上　　　　C. 1500mL 以上

    D. 2500mL 以上　　　　　E. 5000mL 以上

（33～36 题共用题干）

李先生，50 岁。发现口渴、多饮、消瘦 3 个月，突发昏迷 2 日。血糖 30mmol/L，血钠 132 mmol/L，血钾 4.0 mmol/L，尿素氮 9.8 mmol/L，二氧化碳结合力 18.3 mmol/L，尿糖、尿酮体强阳性。

33. 该患者首选治疗为

    A. 快速静滴生理盐水 + 小剂量胰岛素

    B. 快速静滴高渗盐水 + 小剂量胰岛素

    C. 快速静滴低渗盐水 + 小剂量胰岛素

    D. 快速静滴生理盐水 + 大剂量胰岛素

    E. 快速静滴碳酸氢钠 + 大剂量胰岛素

34. 治疗 8 小时后，患者神志渐清，血糖降至 12.8 mmol/L，血钾 3.2mmol/L，此时，可采取的治疗是

    A. 输 5% 葡萄糖 + 普通胰岛素

    B. 输 5% 葡萄糖盐水 + 普通胰岛素 + 适量钾

    C. 输 10% 葡萄糖 + 普通胰岛素

    D. 输碳酸氢钠 + 普通胰岛素

    E. 输低渗盐水 + 普通胰岛素 + 适量钾

35. 该患者最可能的诊断是

    A. 高渗性昏迷

    B. 糖尿病酮症酸中毒

    C. 糖尿病乳酸性酸中毒

    D. 糖尿病合并脑血管意外

    E. 应激性高血糖

36. 护士应首先采取的护理措施是

    A. 每 2 小时监测血糖、神志和生命体征

    B. 皮肤护理

    C. 监测尿量

    D. 预防感染

    E. 口腔护理

第五节　痛风患者的护理

A1型题

以下每一道题有 A、B、C、D、E 五个备选答案，请从中选择一个最佳答案。

1. 血尿酸增高，可诊断以下何种疾病
   A. 痛风　　　　　　　　B. 急性肾炎　　　　　　C. 慢性肾炎
   D. 白血病　　　　　　　E. 多发性骨髓瘤

2. 痛风急性关节炎期最常见累及关节为
   A. 足拇指的跖趾关节　　B. 指关节　　　　　　　C. 腕及肘关节
   D. 足弓及踝关节　　　　E. 膝及踝关节

3. 治疗痛风急性发作的特效药是
   A. 丙磺舒　　　　　　　B. 秋水仙碱　　　　　　C. 布洛芬
   D. 双氯芬酸　　　　　　E. 吲哚美辛

4. 痛风发作时导致的血尿酸浓度一般超过
   A. 416.2mmol/L　　　　B. 416.2μmol/L　　　　C. 416.2nmol/L
   D. 416.2pmol/L　　　　E. 416.2mol/L

A2型题

以下每个案例有 A、B、C、D、E 五个备选答案，请从中选择一个最佳答案。

5. 邓先生，40 岁。午夜突发左踝关节剧痛而惊醒，考虑痛风可能。下列哪项具有特征性诊断价值
   A. 吲哚美辛诊断性治疗
   B. 吗啡类诊断性治疗
   C. 糖皮质激素诊断性治疗
   D. 秋水仙碱诊断性治疗
   E. 硝酸甘油诊断性治疗

参考答案

第一节　常见症状及其护理

1. D　　2. E

第二节　甲状腺功能亢进症患者的护理

1. B　　2. D　　3. A　　4. D　　5. E　　6. D　　7. D　　8. B　　9. C　　10. A　　11. B
12. A　　13. A　　14. E　　15. B　　16. B　　17. D　　18. C　　19. E　　20. B　　21. D　　22. A
23. D　　24. A　　25. C

第三节　甲状腺功能减退症患者的护理

1. A　　2. B　　3. D　　4. E　　5. E

第四节　糖尿病患者的护理

1. A　　2. D　　3. E　　4. A　　5. A　　6. C　　7. D　　8. A　　9. A　　10. C　　11. B
12. A　　13. B　　14. A　　15. C　　16. B　　17. A　　18. B　　19. B　　20. E　　21. B　　22. A
23. D　　24. E　　25. D　　26. D　　27. C　　28. D　　29. B　　30. B　　31. C　　32. D　　33. A
34. B　　35. B　　36. A

第五节　痛风患者的护理

1. A　　2. A　　3. B　　4. B　　5. D

第八章　风湿性疾病患者的护理

第一节　常见症状与体征及其护理

A1型题

以下每一道题有 A、B、C、D、E 五个备选答案，请从中选择一个最佳答案。

1. 关于风湿性疾病的临床特点下列叙述不正确的是
   A. 多有病情反复发作与缓解相交替
   B. 多呈慢性经过
   C. 对治疗的反应个体差异很大
   D. 受累的部位为关节及周围软组织
   E. 同一疾病临床表现大致相同

2. 风湿性疾病多系统损害中发生率最高的是
   A. 肾脏　　　　　　　　B. 关节　　　　　　　　C. 心血管
   D. 肺和胸膜　　　　　　E. 皮肤

3. 风湿性疾病是指
   A. 病毒感染的一类疾病
   B. 过敏性疾病
   C. 累及关节及周围软组织的一类疾病
   D. 细菌感染的一类疾病
   E. 血尿酸增高的疾病

4. 由代谢异常引起的风湿性疾病是
   A. 系统性红斑狼疮
   B. 类风湿性关节炎
   C. 大骨节病
   D. 肢端肥大症
   E. 痛风

5. 下列关于风湿性疾病关节疼痛的描述错误的是

A. 类风湿所致的关节痛活动后不减轻

B. 多为缓慢起病

C. 滑膜肥厚不会导致疼痛

D. 类风湿关节炎多影响近端指间关节

E. 风湿热关节痛与溶血性链球菌感染有关

6. 骨性关节炎疼痛特点是

A. 固定于少数小关节

B. 常致关节畸形

C. 多为非对称性关节受累

D. 活动后缓解

E. 活动后加重

7. 风湿病常见的皮肤损害不包括

A. 荨麻疹　　　　　　B. 环形红斑　　　　　　C. 出血点

D. 水肿　　　　　　　E. 溃疡

8. 风湿性疾病常见症状和体征不包括

A. 关节疼痛与肿胀　　B. 关节僵硬　　　　　　C. 关节活动受限

D. 呕吐　　　　　　　E. 皮肤受损

9. 以下哪项不属于弥漫性结缔组织病

A. 风湿热　　　　　　B. 红斑狼疮　　　　　　C. 硬皮病

D. 类风湿性关节炎　　E. 血管炎

第二节　系统性红斑狼疮患者的护理

A1型题

以下每一道题有 A、B、C、D、E 五个备选答案，请从中选择一个最佳答案。

1. 系统性红斑狼疮患者均可出现损害的脏器是

A. 心脏　　　　　　　B. 肺　　　　　　　　　C. 皮肤

D. 关节　　　　　　　E. 肾

2. 系统性红斑狼疮患者一般不会出现

A. 关节畸形　　　　　B. 不规则发热　　　　　C. 蝶形红斑

D. 血沉增快　　　　　E. 关节肿痛

A2型题

以下每个案例有 A、B、C、D、E 五个备选答案，请从中选择一个最佳答案。

3. 某系统性红斑狼疮患者，30岁，未婚。面部有较严重的蝶形红斑，怕见人，且长期不规则发热，该患者最首要的护理问题是

    A. 绝望　　　　　　　　B. 焦虑　　　　　　　　C. 体温过高

    D. 皮肤完整性受损　　　E. 预感性悲哀

4. 患者，女，26岁。患系统性红斑狼疮入院，面部蝶形红斑明显。对该患者进行健康指导时，错误的是

    A. 用清水洗脸　　　　　B. 不用碱性肥皂　　　　C. 禁忌日光浴

    D. 可适当使用化妆品　　E. 坚持用消毒液漱口

A3/A4型题

以下每个案例设多个试题，请根据案例所提供的信息在 A、B、C、D、E 五个备选答案中选择一个最佳答案。

(5~7题共用题干)

李女士，24岁，宾馆服务员。近一段时间因劳累，渐感疲乏，双手关节对称性肿胀，时而发热，近几日发现面部鼻翼两侧出现鲜红色斑疹，口腔有溃疡，故来就诊。

5. 此患者可能的诊断是

    A. 类风湿性关节炎　　　B. 系统性红斑狼疮　　　C. 骨性关节炎

    D. 风湿热　　　　　　　E. 银屑病关节炎

6. 下列哪项检查可确诊

    A. 血液检查　　　　　　B. 尿常规检查　　　　　C. 类风湿因子检查

    D. 抗双链 DNA 抗体检查　E. 关节 X 线检查

7. 医生可能首选的药物是

    A. 泼尼松　　　　　　　B. 布洛芬　　　　　　　C. 环磷酰胺

    D. 雷公藤　　　　　　　E. 阿司匹林

(8~9题共用题干)

系统性红斑狼疮患者，经治疗后病情有所好转，但患者拒绝照镜子，不愿见人，整日闷闷不乐，经常哭泣。

8. 该患者目前最主要的护理问题是

    A. 皮肤完整性受损　　　B. 疼痛　　　　　　　　C. 体温过高

    D. 绝望　　　　　　　　E. 自理缺陷

9. 根据以上资料对该患者不正确的护理方法是

    A. 安排患者背阳病室，避免阳光直接照射皮肤

    B. 用肥皂水清洗面部，保持皮肤清洁

    C. 每4小时测量体温一次，若高于39.5℃，给予物理降温

    D. 指导患者减轻关节疼痛的方法

E. 开导、鼓励其正确认识现患疾病

10. 系统性红斑狼疮患者应该忌食

    A. 鸡肉、牛肉　　　　　B. 鸡蛋、牛奶　　　　　C. 油菜、大白菜

    D. 豆腐、菜花　　　　　E. 芹菜、蘑菇

第三节　类风湿关节炎患者的护理

A1型题

以下每一道题有 A、B、C、D、E 五个备选答案，请从中选择一个最佳答案。

1. 类风湿关节炎患者问护士："为什么我的关节会疼痛？"护士应回答

    A. 关节退化性损伤引起　　B. 受风寒引起　　　　C. 年龄大引起

    D. 关节负重引起　　　　　E. 关节滑膜炎症引起

2. 类风湿关节炎特征性关节改变是

    A. 疼痛　　　　　　　　B. 热而不红　　　　　C. 肿胀

    D. 尺侧偏向畸形　　　　E. 活动受限

3. 在护理类风湿性关节炎患者时，为预防发生晨僵而采取的护理措施中，不正确的是

    A. 鼓励多卧床休息

    B. 睡眠时使用弹力手套保暖

    C. 晨起后用温水泡僵硬的关节 15 分钟

    D. 遵医嘱服用抗炎药

    E. 避免关节长时间不活动

4. 对口服布洛芬的患者，应重点观察的不良反应是

    A. 胃肠道反应　　　　　B. 皮疹　　　　　　　C. 肝损害

    D. 骨髓抑制　　　　　　E. 口腔炎

A2型题

以下每个案例有 A、B、C、D、E 五个备选答案，请从中选择一个最佳答案。

5. 王女士，患类风湿性关节炎 2 年，近 10 天来手、足、膝关节等处肿胀疼痛加重，活动后减轻，伴有食欲不振、乏力，其护理措施不正确的是

    A. 维持膝关节屈曲位

    B. 足底放护足板

    C. 卧床休息

    D. 平卧硬板床，脊背挺直

    E. 维持肘、腕呈伸展位

A3/A4型题

以下每个案例设多个试题，请根据案例所提供的信息在 A、B、C、D、E 五个备选答案中选择一个最佳答案。

(6~7 题共用题干)

林女士，35 岁。有类风湿关节炎病史 5 年余。现患者双手近端指间关节僵硬，活动不灵活，患者很焦急，担心变残废。

6. 对此患者不正确的护理是
   A. 与患者沟通，解释病程特点及治疗康复方面的进展
   B. 双手保暖，避免接触寒冷刺激
   C. 遵医嘱坚持药物治疗
   D. 减少双手关节活动，如再不要进行编织、做手工、打字等活动
   E. 防止呼吸道感染

7. 该患者关节变残主要是因为
   A. 关节上下端肌肉萎缩　　　B. 关节囊炎症　　　C. 关节面软骨破坏
   D. 滑膜炎症　　　　　　　　E. 肌腱炎症

8. 观察类风湿性关节炎活动的指标之一是
   A. 关节畸形　　　　　　　　B. 晨僵　　　　　　C. 脏器损害
   D. 类风湿血管炎　　　　　　E. 关节疼痛、肿胀

9. 能控制关节疼痛、改善症状，但不能控制病情的是
   A. 甲氨蝶呤　　　　　　　　B. 环孢素　　　　　C. 阿司匹林
   D. 环磷酰胺　　　　　　　　E. 柳氮磺胺吡啶

10. 类风湿性关节炎患者首优护理问题是
    A. 有失用综合征的危险　　　B. 生活自理缺陷　　C. 预感性悲哀
    D. 疼痛　　　　　　　　　　E. 皮肤完整性受损

参 考 答 案

第一节　常见症状与体征及其护理

1. E　2. B　3. C　4. E　5. C　6. E　7. C　8. D　9. A

第二节　系统性红斑狼疮患者的护理

1. E　2. A　3. D　4. D　5. B　6. D　7. A　8. D　9. B　10. E

第三节　类风湿关节炎患者的护理

1. E　2. D　3. A　4. A　5. A　6. D　7. C　8. B　9. C　10. D

第九章　神经系统疾病患者的护理

第一节　概　　述

A1型题

以下每一道题有 A、B、C、D、E 五个备选答案，请从中选择一个最佳答案。

1. 下列关于头痛特点的叙述，正确的是
   - A. 偏头痛常伴有频繁呕吐
   - B. 高血压性头痛晨起较重，为搏动性跳痛
   - C. 眼病性头痛常于晨起加重
   - D. 三叉神经痛表现为搏动性跳痛
   - E. 蛛网膜下隙出血产生的头痛一般较轻

2. 关于感觉障碍的描述，下列哪项是错误的
   - A. 周围神经炎出现四肢远端手套、袜套样感觉减退
   - B. 脑干病变出现交叉型感觉障碍
   - C. 急性脊髓炎出现受损节段平面以下对侧感觉缺失
   - D. 坐骨神经炎可出现触电样疼痛
   - E. 内囊病变出现对侧偏身感觉障碍

3. 感觉传导通路受刺激或兴奋性增高时出现刺激性症状，不属于刺激性症状的是
   - A. 感觉过敏　　　　　　　B. 感觉倒错　　　　　　　C. 感觉过度
   - D. 疼痛　　　　　　　　　E. 感觉减退

4. 某下肢瘫痪患者，经查肢体可在床面移动，但不能自行抬起，肌力应判断为
   - A. 0 级　　　　　　　　　B. 1 级　　　　　　　　　C. 2 级
   - D. 3 级　　　　　　　　　E. 4 级

5. 下列对瘫痪患者的呼吸道管理措施，哪项是错误的
   - A. 鼓励患者尽量咳嗽、排痰
   - B. 室内空气流通、保暖
   - C. 喂食要慢，以免呛入气管

    D. 注意口腔护理

    E. 对分泌物较多而咳嗽无力者应先翻身后吸痰

6. 深昏迷时最重要的体征是

    A. 瞳孔对光反射消失　　　　B. 压眶反射迟钝　　　　C. 角膜反射减弱

    D. 病理反射阴性　　　　　　E. 吞咽反射亢进

7. 昏迷患者鼻饲流质每次给多少为宜

    A. 150mL　　　　　　　　B. 250mL　　　　　　　C. 350mL

    D. 450mL　　　　　　　　E. 600mL

8. 同侧上肢和下肢出现运动功能减低或运动无力，称为

    A. 单瘫　　　　　　　　　　B. 交叉性瘫痪　　　　C. 偏瘫

    C. 截瘫　　　　　　　　　　D. 局限性瘫痪

9. 下列属于深感觉的是

    A. 触觉　　　　　　　　　　B. 痛觉　　　　　　　C. 热觉

    D. 冷觉　　　　　　　　　　E. 振动觉

10. 没有外界任何刺激而出现的感觉是

    A. 感觉异常　　　　　　　　B. 感觉过敏　　　　　C. 感觉倒错

    D. 感觉过度　　　　　　　　E. 分离性感觉障碍

11. 偏瘫是指

    A. 双下肢瘫痪

    B. 一侧上、下肢瘫痪

    C. 一侧面瘫和对侧下肢瘫痪

    D. 一侧面瘫和对侧上肢瘫痪

    E. 单肌或一组肌肉瘫痪

12. 自然光线下，瞳孔直径小于多少为缩小

    A. 1mm　　　　　　　　　B. 2mm　　　　　　　C. 3mm

    D. 4mm　　　　　　　　　E. 5mm

13. 病变侧脑神经麻痹和对侧肢体瘫痪为

    A. 偏瘫　　　　　　　　　　B. 单瘫　　　　　　　C. 局限性瘫痪

    D. 交叉性瘫痪　　　　　　　E. 截瘫

14. 昏迷患者呕吐时将头偏向一侧是为了防止

    A. 昏迷加重　　　　　　　　B. 呕吐加剧　　　　　C. 血压下降

    D. 窒息　　　　　　　　　　E. 污染衣物

15. 脑血管病的三级预防中最关键的一环是指

    A. 发病前的预防

    B. 早期诊断

    C. 脑卒中发生后积极治疗

    D. 早期治疗

E. 预防复发

16. 鉴别肢体痉挛性瘫痪与弛缓性瘫痪主要是根据
    A. 腱反射亢进或消失　　　B. 有无肌萎缩　　　C. 有无病理反射
    D. 有无肌张力增高　　　　E. 瘫痪程度的分级

17. 关于角膜反射检查的描述正确的是
    A. 用棉签细毛轻触角膜中央部位
    B. 正常反射是两侧眼睑迅速闭合
    C. 浅昏迷时角膜反射消失
    D. 是深反射的一种
    E. 角膜反射消失的临床意义同巴宾斯基征阳性

18. 为预防瘫痪患者发生压疮，下列护理措施不恰当的是
    A. 局部按摩
    B. 每2小时翻身1次
    C. 局部用热水袋敷，促进血液循环
    D. 卧气垫床或按摩床
    E. 受压局部用气圈保护

19. 给瘫痪患者留置尿管的护理措施错误的是
    A. 鼓励患者多饮水
    B. 每天更换导尿管一次
    C. 每日用消毒棉球消毒会阴
    D. 每四小时开放导尿管一次
    E. 一旦排尿功能恢复，及时拔除尿管

20. 对瘫痪患者的护理措施错误的是
    A. 预防泌尿道感染　　　B. 预防褥疮和肺炎　　　C. 瘫痪肢体保持功能位
    D. 避免瘫痪肢体活动　　E. 鼓励多饮水

21. 瘫痪肢体安放的功能位置，以下哪项是错误的
    A. 膝关节下垫一小枕
    B. 用夹板将足固定，避免足下垂
    C. 上肢稍高于肩部水平，避免关节内收
    D. 用枕放在膝关节外侧，避免下肢外旋
    E. 腕关节稍背屈，肘关节屈曲位

22. 下列哪项不属于预防压疮的护理措施
    A. 肌内注射时应严格消毒
    B. 受压部位可垫软垫
    C. 床铺要平整、干燥
    D. 定时翻身
    E. 衣服要宽大松软

A2型题

以下每个案例有 A、B、C、D、E 五个备选答案，请从中选择一个最佳答案。

23. 患者，女，67 岁。因"脑梗死"入院。患者随意运动消失，对声、光等刺激毫无反应，但给予强刺激时患者有痛苦表情、呻吟等反应。该患者的意识障碍处于

    A. 嗜睡   B. 意识模糊   C. 昏睡

    D. 浅昏迷   E. 深昏迷

24. 患者，男，60 岁。主诉一侧面部感觉障碍，对侧肢体痛觉、温度觉障碍。该患者属于

    A. 末梢型感觉障碍

    B. 分离性感觉障碍

    C. 交叉型感觉障碍

    D. 完全性感觉障碍

    E. 部分性感觉障碍

25. 某脑出血患者，处于熟睡状态，压迫眶上神经可勉强使其转醒，醒时答话模糊，答非所问，很快又再入睡，该患者的意识状态为

    A. 嗜睡   B. 意识模糊   C. 昏睡

    D. 深昏迷   E. 浅昏迷

第二节 急性炎症性脱髓鞘性多发性神经病患者的护理

A1型题

以下每一道题有 A、B、C、D、E 五个备选答案，请从中选择一个最佳答案。

1. 急性炎症性脱髓鞘性多发性神经病患者首发的症状为

    A. 吞咽困难   B. 感觉障碍   C. 血压升高

    D. 声音嘶哑   E. 下肢无力

2. 急性炎症性脱髓鞘性多发性神经病患者病情危重的标志是

    A. 脑神经功能障碍   B. 运动功能障碍   C. 自主神经障碍

    D. 感觉功能障碍   E. 脑脊液蛋白细胞分离

3. 急性炎症性脱髓鞘性多发性神经病患者典型的脑脊液改变是

    A. 外观呈血性   B. 氯化物减少   C. 糖明显增加

    D. 细菌检查阳性   E. 蛋白 – 细胞分离

4. 急性炎症性脱髓鞘性多发性神经病患者脑脊液中蛋白质增高最明显的时间是在

发病后的

A. 第 1 周　　　　　　　B. 第 2 周　　　　　　　C. 第 3 周

D. 第 4 周　　　　　　　E. 第 5 周

5. 急性炎症性脱髓鞘性多发性神经病患者的主要危险是

A. 消化道出血　　　　　B. 肾衰竭　　　　　　　C. 肺部感染

D. 心力衰竭　　　　　　E. 呼吸肌麻痹

6. 急性炎症性脱髓鞘性多发性神经病患者病后 5 日出现严重面神经麻痹、吞咽困难，严重呼吸肌麻痹、构音含糊。首选的治疗是

A. 应用肾上腺糖皮质激素

B. 口服维生素 B_6

C. 静脉滴注抗生素

D. 鼻饲流质

E. 气管切开并用呼吸机

7. 防止急性炎症性脱髓鞘性多发性神经病患者因呼吸肌麻痹而死亡的最有力措施是

A. 血浆置换　　　　　　B. 应用激素　　　　　　C. 应用呼吸机

D. 预防并发症　　　　　E. 治疗各种感染

A2型题

以下每个案例有 A、B、C、D、E 五个备选答案，请从中选择一个最佳答案。

8. 一男性患者，头痛、流涕、咽痛已 1 周，昨天发现四肢运动障碍，自远端向近端扩展，伴吞咽及呼吸困难入院。目前最重要的护理措施是

A. 亲切关怀，安慰，使情绪平稳

B. 多种方式保持呼吸道通畅

C. 保护四肢防冻、烫伤

D. 鼻饲流质，补充营养

E. 按摩四肢，增加血液循环

9. 患者，男，18 岁。2 周前感冒，2 天前出现下肢末端软弱无力，迅速发展到小腿。检查：双下肢肌张力减退，跟腱反射消失，感觉麻木平面至膝关节。CSF 检查：蛋白 0.6g/L，细胞计数为 2×10^6/L。应考虑为

A. 末梢神经炎

B. 急性炎症性脱髓鞘性多发性神经病

C. 周期性麻痹

D. 重症肌无力

E. 脊髓灰质炎

第三节 急性脑血管病患者的护理

A1型题

以下每一道题有 A、B、C、D、E 五个备选答案，请从中选择一个最佳答案。

1. 脑血管疾病可以干预的危险因素不包括
   - A. 心血管疾病
   - B. 糖尿病
   - C. TIA 发作
   - D. 高血压
   - E. 性别

2. 脑血栓形成的前驱症状有
   - A. 视力减退
   - B. 胸闷
   - C. 头痛、头晕、肢体麻木
   - D. 平衡失调
   - E. 耳鸣

3. 脑梗死发病常在
   - A. 情绪激动时
   - B. 剧烈运动时
   - C. 安静睡眠时
   - D. 用力排便时
   - E. 大量进食后

4. 椎 – 基底动脉系统 TIA 发作最常见的症状是
   - A. 头痛
   - B. 晕厥
   - C. 眩晕
   - D. 复视
   - E. 视物旋转

5. TIA 发作，症状一般持续多长时间
   - A. 5 分钟
   - B. 30 分钟
   - C. 10 ~ 15 分钟
   - D. 2 小时
   - E. 24 小时

6. 脑血栓形成最常见的病因是
   - A. 高脂血症
   - B. 脑动脉炎
   - C. 高血压
   - D. 动脉粥样硬化
   - E. 血管外伤

7. 脑疝前驱症状不包括
   - A. 体温升高
   - B. 频繁呕吐
   - C. 头痛
   - D. 烦躁不安
   - E. 呼吸不规则

8. 关于 TIA 发作的护理，哪项不正确
   - A. 安慰患者，消除紧张情绪
   - B. 指导患者遵医嘱服药
   - C. 发作停止后立即增加活动量，预防再次发作
   - D. 建立健康的生活方式
   - E. 指导合理饮食

9. 一般脑血栓形成患者，早期进行患肢功能锻炼宜在发病后多长时间进行
   A. 3 天   B. 1 周   C. 2 周
   D. 3 周   E. 4 周

10. 对脑血栓患者的护理措施错误的是
   A. 平卧位   B. 避免激动   C. 头部冷敷
   D. 注意保暖   E. 鼻饲流质

11. 缺血性脑血管疾病的主要治疗措施是
   A. 利尿剂   B. 血管扩张剂   C. 脱水剂
   D. 抗凝治疗   E. 镇静剂

12. 出现脑疝应立即
   A. 气管切开
   B. 给氧
   C. 降体温
   D. 快速静注或静滴 20% 甘露醇
   E. 手术治疗

13. 某脑血管病瘫痪患者，需进行功能锻炼，错误的是
   A. 配合按摩理疗
   B. 尽早进行自主运动锻炼
   C. 使用辅助器具
   D. 制订功能锻炼计划
   E. 注意做好保护措施

14. 引起脑出血的最常见原因是
   A. 高血压   B. 脑动脉硬化   C. 脑血管畸形
   D. 脑动脉瘤   E. 颈动脉硬化

15. 高血压脑出血最易发生在
   A. 内囊   B. 延髓   C. 脑桥
   D. 中脑   E. 小脑

16. 蛛网膜下隙出血最常见的原因是
   A. 外伤   B. 脑血管畸形   C. 血液病
   D. 先天性脑动脉瘤破裂   E. 高血压动脉硬化

17. 下列除哪项外均提示脑出血未停止
   A. 意识障碍加深   B. 瞳孔先缩小后散大   C. 血压继续升高
   D. 脉搏加快   E. 呼吸不规则

18. TCD 主要用于下列哪种疾病的诊断
   A. 脑血管病   B. 脑变性病   C. 重症肌无力
   D. 颅内肿瘤   E. 脑炎

19. 阿司匹林治疗脑动脉硬化的原理是

A. 扩张小动脉　　　　B. 降低血黏度　　　　C. 扩张小静脉

D. 增加血管壁弹性　　E. 降低毛细血管通透性

20. 脑出血患者 CT 图像为

    A. 可见脑室扩大

    B. 起病后即可见高密度异常影

    C. 起病后即可见低密度异常影

    D. 起病 24 小时后可见高密度异常影

    E. 起病 48 小时后可见高密度异常影

21. 急性脑血管病首选的检查项目是

    A. 脑脊液检查　　　　B. CT　　　　C. MRI

    D. 脑电图　　　　　　E. 头颅摄片

22. 出血性脑血管疾病的主要治疗措施是

    A. 血液扩充剂治疗

    B. 降低颅内压和控制血压

    C. 应用血管扩张剂

    D. 抗凝治疗

    E. 应用止血性药物

23. 脑出血急性期的处理中哪项是错误的

    A. 勤翻身拍背　　　　B. 控制血压　　　　C. 适当使用止血药

    D. 降低颅内压　　　　E. 抬高头部 15°～30°

24. "三偏征"提示病变部位在

    A. 内囊　　　　　　　B. 延髓外侧　　　　C. 脊髓

    D. 一侧脑干　　　　　E. 延髓中部

25. 蛛网膜下隙出血患者绝对卧床休息时间至少为

    A. 24～48 小时　　　　B. 1 周　　　　C. 2 周

    D. 3 周　　　　　　　　E. 4 周

A2 型题

以下每个案例有 A、B、C、D、E 五个备选答案，请从中选择一个最佳答案。

26. 患者，63 岁。睡醒后发现一侧偏瘫，神志清楚，血压 150/98mmHg，脑脊液正常。应考虑为

    A. 脑出血　　　　　　B. 脑血栓形成　　　　C. 蛛网膜下隙出血

    D. 脑栓塞　　　　　　E. 高血压脑病

27. 患者，男，58 岁。在活动中突然发生昏迷，一侧偏瘫，血压 185/138mmHg。应首先考虑为

    A. 脑血栓形成　　　　B. 高血压脑病　　　　C. 脑出血

D. 肝昏迷　　　　　　　　E. 尿毒症

28. 69 岁男性患者，在发怒时感到眩晕，即跌倒在地，不省人事。检查：浅昏迷，右侧偏瘫，护士应给患者哪种体位

　　A. 头稍低，右侧卧位

　　B. 头部抬高 30°，左侧卧位

　　C. 半坐位

　　D. 头低脚高位

　　E. 头高脚高位

29. 患者，男，70 岁。因突然昏迷 1 小时入院。体检：左侧鼻唇沟变浅，左上、下肢瘫痪，对该患者的护理措施错误的是

　　A. 吸氧　　　　　　　B. 去枕平卧　　　　　　C. 暂禁食

　　D. 留置导尿管　　　　E. 控制入液量

30. 患者，男，25 岁。突发剧烈头痛，伴频繁呕吐，继之神志不清。检查：体温 36.8℃，颈抗，心、肺无异常，肢体无偏瘫，应考虑为

　　A. 脑肿瘤　　　　　　B. 脑血栓形成　　　　　C. 脑出血

　　D. 蛛网膜下隙出血　　E. 脑栓塞

31. 男性，40 岁，蛛网膜下隙出血患者，经治疗一个月后病情平稳，可行以下哪种检查以明确病因

　　A. 脑血管造影　　　　B. MRI　　　　　　　　C. TCV

　　D. 腰穿　　　　　　　E. CT

32. 李先生，60 岁，因多次 TIA 发作入院治疗，下列哪项护理措施不当

　　A. 属患者扭头或仰头动作不宜过急，幅度不要太大

　　B. 消化性溃疡患者也可抗凝治疗

　　C. 用钙通道阻滞剂扩张血管治疗

　　D. 进食低盐低脂、清淡易消化饮食

　　E. 积极治疗高血压

33. 患者，女，66 岁。在家宴请客人时突然跌倒在地，当时意识清醒，自己从地上爬起，后因左侧肢体无力再次跌倒，并出现大小便失禁，随后意识模糊呈嗜睡状态，急诊诊断为脑出血入院。该患者最可能出现的并发症是

　　A. 肾衰竭　　　　　　B. 呼吸衰竭　　　　　　C. 心力衰竭

　　D. 脑疝　　　　　　　E. DIC

34. 患者，男，70 岁。因右侧的肢体活动障碍 4 小时入院，MRI 提示脑梗死。下列关于脑梗死的叙述正确的是

　　A. 常在运动或情绪激动时发病

　　B. 急性期抬高床头

　　C. 头部使用冰袋冷敷

　　D. 发病 6 小时内可做溶栓治疗

E. 发病一个月后开始进行康复训练

35. 患者，男，53 岁。因脑出血用 20% 甘露醇脱水治疗。下列叙述错误的是
    A. 应快速滴入
    B. 注意尿量变化
    C. 最好同时应用吗啡
    D. 注意防止药液外渗
    E. 甘露醇具有降低颅内压的作用

36. 患者，男，63 岁。诊断为 TIA，症状渐趋频繁、加重。若采取抗凝治疗，护理评估内容可除外
    A. 有无消化性溃疡　　　　B. 肝、肾功能　　　　C. 血小板计数
    D. 凝血酶原时间　　　　E. 头部 CT

37. 患者，女，65 岁。因脑出血昏迷，入院后予气管切开、吸痰，其护理措施错误的是
    A. 每次吸痰时间 <15 秒
    B. 吸完口腔后再吸鼻腔，然后必须更换吸痰管
    C. 每次均应观察痰液的性状和量
    D. 痰液黏稠者可配合雾化吸入
    E. 气管切开局部定时消毒及更换敷料。

38. 患者，男，40 岁。风湿性心脏病史 20 余年，2 天前突然发生左侧偏瘫及失语，意识模糊，脑膜刺激征阴性。最可能的诊断是
    A. 脑血栓形成　　　　B. 蛛网膜下隙出血　　　　C. 脑栓塞
    D. TIA　　　　E. 高血压性脑出血

A3/A4型题

以下每个案例设多个试题，请根据案例所提供的信息在 A、B、C、D、E 五个备选答案中选择一个最佳答案。

(39~40 题共用题干)

王先生，70 岁，高血压病史 30 年。于家中入厕时突感头晕，随即倒地而送至医院，诊断为脑出血。体检：昏迷，左侧偏瘫，血压 190/110mmHg。

39. 护士保持王先生安静卧床，护理动作轻柔，其目的是
    A. 防止加重出血　　　　B. 减轻脑水肿　　　　C. 改善脑缺氧
    D. 保持呼吸道通畅　　　　E. 避免外伤

40. 对王先生的护理措施不妥的是
    A. 定时更换体位
    B. 密切观察生命体征，血压
    C. 维持固定体位以防出血
    D. 病后 3 日，如仍不能进食给予鼻饲

E. 使其头偏向一侧

第四节　三叉神经痛患者的护理

A1型题

以下每一道题有 A、B、C、D、E 五个备选答案，请从中选择一个最佳答案。

1. 三叉神经痛患者最突出的临床表现是
　　A. 厌食　　　　　　　　B. 头晕　　　　　　　　C. 疼痛
　　D. 恶心　　　　　　　　E. 失眠

2. 三叉神经痛患者不应有的表现是
　　A. 面部皮肤粗糙　　　　B. 面部发作性剧痛　　　C. 面部感觉减退
　　D. 痛性抽搐　　　　　　E. 有触发点

3. 治疗三叉神经痛首选的药物是
　　A. 水合氯醛　　　　　　B. 苯妥英钠　　　　　　C. 氯硝西泮
　　D. 卡马西平　　　　　　E. 左旋多巴

A2型题

以下每个案例有 A、B、C、D、E 五个备选答案，请从中选择一个最佳答案。

4. 患者，女，46 岁。面部发作性疼痛 5 年，常于洗脸时发作，且突发突止，间歇期完全正常。该患者缓解疼痛时首选的药物是
　　A. 氟哌啶醇　　　　　　B. 炎痛喜康　　　　　　C. 氯硝西泮
　　D. 阿司匹林　　　　　　E. 卡马西平

5. 患者，男，53 岁。1 年前在受凉后出现左侧耳颞部至下颌部针刺样痛，每次发作持续 1~2 分钟，冷水洗脸可诱发。对患者正确的护理措施是
　　A. 冷水漱口　　　　　　B. 患部冷敷　　　　　　C. 患部按摩
　　D. 适量饮酒　　　　　　E. 温水洗脸

A3/A4型题

以下每个案例设多个试题，请根据案例所提供的信息在 A、B、C、D、E 五个备选答案中选择一个最佳答案。

（6~7 题共用题干）

患者，女，60 岁。左侧面颊部闪电样疼痛 6 年，常在刷牙时出现，每次疼痛持续时间约 2 分钟，疼痛过后如常，神经检查无阳性体征。

6. 考虑该患者最可能的诊断为

    A. 口周神经炎   B. 面神经麻痹   C. 急性脊髓炎

    D. 牙周围炎   E. 三叉神经痛

7. 该患者遵医嘱服用卡马西平治疗，在服药期间肝功能检查频率应为

    A. 1~2 个月 1 次   B. 3~6 个月 1 次   C. 6~8 个月 1 次

    D. 8~10 个月 1 次   E. 10~12 个月 1 次

第五节　帕金森病患者的护理

A1型题

以下每一道题有 A、B、C、D、E 五个备选答案，请从中选择一个最佳答案。

1. 帕金森病患者病变的主要部位在

    A. 内囊   B. 黑质   C. 红核

    D. 丘脑底核   E. 苍白球

2. 帕金森病患者最具特征性的步态是

    A. 跨阈步态   B. 鸭状步态   C. 蹒跚步态

    D. 慌张步态   E. 剪刀步态

3. 在服用左旋多巴时，应尽量避免服用的维生素是

    A. 维生素 A   B. 维生素 B   C. 维生素 D

    D. 维生素 E   E. 维生素 B_6

4. 帕金森病合并前列腺肥大，在治疗时禁用的药物是

    A. 多巴胺受体激动剂   B. 抗生素类药   C. 多巴胺替代药

    D. 抗胆碱能药   E. 解热镇痛药

第六节　癫痫患者的护理

A1型题

以下每一道题有 A、B、C、D、E 五个备选答案，请从中选择一个最佳答案。

1. 癫痫的发病机制主要是

    A. 脑血管破裂出血

    B. 大脑神经元异常放电

    C. 血液中芳香族氨基酸增多

    D. 大脑假神经递质形成

　　E. 脑细胞代谢受抑制

2. 癫痫最常见的类型是

　　A. 失神发作　　　　　　B. 简单部分性发作　　　C. 复杂部分性发作

　　D. 强直阵挛性发作　　　E. 癫痫持续状态

3. 癫痫患者禁止从事的职业是

　　A. 售票员　　　　　　　B. 工人　　　　　　　　C. 秘书

　　D. 教师　　　　　　　　E. 驾驶员

4. 对于癫痫持续发作患者，护士首先应做何种准备

　　A. 做好约束准备

　　B. 准备地西泮静脉注射

　　C. 准备鼻饲抗癫痫药

　　D. 准备20%甘露醇静脉注射

　　E. 准备50%葡萄糖静注

5. 癫痫强直－阵挛发作的特点是

　　A. 全身抽搐及意识丧失

　　B. 突然中止活动，面色苍白

　　C. 发生时间短促，无意识障碍

　　D. 个别肢体抽搐

　　E. 短暂的意识障碍

6. 癫痫大发作时，错误的护理措施是

　　A. 松解领扣、腰带

　　B. 让患者躺下，侧卧位

　　C. 不可喂水

　　D. 牙垫塞入上、下门齿之间

　　E. 不能强力按压肢体

7. 癫痫强直－阵挛发作呈持续状态时，最重要的护理措施是

　　A. 防止跌伤　　　　　　B. 吸氧3~5L/min　　　C. 注意保暖

　　D. 防止继发感染　　　　E. 保持呼吸道通畅

8. 5岁儿童吃饭时常把碗打破，屡受家长斥责。一次吃饭时，其母发觉小孩眼睛发直，随即饭碗坠地，数秒钟后正常，最有可能的诊断是

　　A. 癫痫小发作　　　　　B. 精神病　　　　　　　C. 癔症

　　D. 晕厥　　　　　　　　E. 癫痫大发作

9. 癫痫持续状态是指

　　A. 癫痫持续>10分钟　　B. 癫痫持续>20分钟　　C. 癫痫持续>30分钟

　　D. 癫痫持续>40分钟　　E. 癫痫持续>60分钟

10. 诱发癫痫的因素不包括

　　A. 睡眠不足　　　　　　B. 高热　　　　　　　　C. 少量饮水

    D. 过度体育活动   E. 精神刺激

11. 诊断癫痫的重要依据是

    A. CT、MRI   B. 体格检查   C. 病史和 EEG

    D. EMG   E. 脑脊液检查

12. 癫痫患者服药，最不应该

    A. 服药量太小   B. 两药同时服用   C. 服药次数太多

    D. 突然停药   E. 只在夜间服药

13. 抗癫痫药物治疗有效时要多长时间逐渐停药

    A. 半年   B. 三个月   C. 半年~1 年

    D. 1~2 年   E. 2~5 年

14. 下列哪项不符合癫痫药物治疗原则

    A. 大剂量开始

    B. 单一用药无效者可联合用药

    C. 连续 3 年无发作后可缓慢减量

    D. 达疗效后继续正规用药

    E. 以小剂量维持后停药

A2型题

以下每个案例有 A、B、C、D、E 五个备选答案，请从中选择一个最佳答案。

15. 患者，男，29 岁。因突然发作全身抽搐，口吐白沫，大小便失禁入院治疗，既往有癫痫病史。对患者进行健康指导，下列哪项不正确

    A. 不能从事攀高、游泳、驾驶等工作

    B. 生活有规律，劳逸结合，合理饮食，戒除烟酒

    C. 随身携带有姓名、住址、联系电话及病史的个人卡片

    D. 癫痫停止发作 3 个月后可停药

    E. 服药期间定期检查血常规

16. 患者，男，20 岁。突然发病，意识丧失，全身肌肉抽搐，口吐白沫并伴尿失禁。应首先考虑为

    A. 癔症   B. 脑血栓形成   C. 脑出血

    D. 癫痫大发作   E. 药物中毒

17. 患者，男，11 岁。在一次考试中突然将手中钢笔掉在地上，两眼向前瞪视，呼之不应，持续约 15 秒。事后对上述情况全无记忆，曾有多次类似发作。应首先考虑患者为

    A. 癔症   B. 失神发作   C. 局限性癫痫

    D. 肌阵挛发作   E. 精神运动性发作

A3/A4型题

以下每个案例设多个试题，请根据案例所提供的信息在 A、B、C、D、E 五个备选答案中选择一个最佳答案。

（18～19 题共用题干）

患者，男，27 岁。两年来时有发作性神志丧失，四肢抽搐，昨日凌晨发作后意识一直未恢复，来院后又有 1 次四肢抽搐发作。

18. 该患者发作类型属于
    A. 癫痫持续状态　　　　　B. 肌阵挛性发作　　　　　C. 单纯部分性发作
    D. 强直 - 阵挛发作　　　　E. 部分继发全身发作

19. 急诊护士所采取的护理措施不包括
    A. 氧气吸入　　　　　　　B. 更换汗湿衣服　　　　　C. 安置患者静心休息
    D. 立即描记心电图　　　　E. 立即通知医生

附　神经系统疾病常用诊疗技术及护理

A1型题

以下每一道题有 A、B、C、D、E 五个备选答案，请从中选择一个最佳答案。

1. 正常脑脊液的颜色为
    A. 红色液休　　　　　　　B. 白色液体　　　　　　　C. 无色液体
    D. 淡黄色液体　　　　　　E. 草绿色液体

2. 通常情况下，腰椎穿刺后嘱患者去枕平卧休息的时间是
    A. 1～2 小时　　　　　　　B. 2～3 小时　　　　　　　C. 3～4 小时
    D. 4～6 小时　　　　　　　E. 6～8 小时

3. 腰椎穿刺术后须去枕平卧，其目的是为防止
    A. 穿刺部位出血　　　　　B. 颅内感染　　　　　　　C. 低压性头痛
    D. 穿刺部位感染　　　　　E. 脑脊液外漏

4. 腰椎穿刺的禁忌证不包括
    A. 高位颈脊髓病变
    B. 有躁动者
    C. 颅内占位伴颅内压增高者
    D. 颅底骨折有脑脊液漏出者
    E. 脑出血

5. 颅内压增高患者腰穿的主要危险是

    A. 引起脑出血   B. 头痛   C. 促使肿痛扩散

    D. 局部感染   E. 诱发脑疝

6. 患者在腰椎穿刺后出现头痛、呕吐，正确的处理是

    A. 应用止痛、止吐药物   B. 应提前下床活动   C. 限制患者饮水

    D. 增加穿刺放液的量   E. 静脉滴注生理盐水

7. 腰穿后最常见的并发症为

    A. 脑脊液漏   B. 低颅压头痛   C. 脑炎

    D. 脑出血   E. 穿刺点感染

8. 高压氧治疗的适应证是

    A. 缺血性脑血管疾病

    B. 有颅内血肿等出血性疾病

    C. 妇女月经期或怀孕期

    D. 严重高血压

    E. 颅内病变诊断不明者

参 考 答 案

第一节　概　　述

1. B   2. C   3. E   4. C   5. E   6. A   7. B   8. C   9. E   10. A   11. B
12. B   13. D   14. D   15. A   16. D   17. B   18. C   19. B   20. D   21. C   22. A
23. D   24. C   25. C

第二节　急性炎症性脱髓鞘性多发性神经病患者的护理

1. E   2. C   3. E   4. C   5. E   6. E   7. C   8. B   9. B

第三节　急性脑血管病患者的护理

1. E   2. C   3. C   4. C   5. C   6. D   7. A   8. C   9. B   10. C   11. D
12. D   13. B   14. A   15. A   16. D   17. D   18. A   19. B   20. B   21. B   22. B
23. A   24. A   25. E   26. B   27. C   28. B   29. B   30. D   31. A   32. B   33. D
34. D   35. C   36. E   37. B   38. C   39. A   40. C

第四节　三叉神经痛患者的护理

1. C   2. C   3. D   4. E   5. E   6. E   7. A

第五节　帕金森病患者的护理

1. B   2. D   3. E   4. D

第六节 癫痫患者的护理

1. B   2. D   3. E   4. B   5. A   6. D   7. E   8. A   9. C   10. C   11. C
12. D   13. E   14. A   15. D   16. D   17. B   18. A   19. D

附 神经系统疾病常用诊疗技术及护理

1. C   2. D   3. C   4. E   5. E   6. E   7. B   8. A

第十章 传染病患者的护理

第一节 传染病概述

A1型题

以下每一道题有 A、B、C、D、E 五个备选答案，请从中选择一个最佳答案。

1. 构成传染过程必须具备的 3 个因素是
   A. 传染源、传播途径、易感人群
   B. 病原体、自然因素、社会因素
   C. 病原体的数量、致病力、特异性
   D. 病原体、人体和病原体所处的环境
   E. 病原体、致病力、社会因素

2. 感染的过程不包括
   A. 病原体被消除   B. 隐性感染   C. 病原携带状态
   D. 潜伏性感染   E. 急性感染

3. 传染病的基本特征
   A. 有病原体   B. 有传染性   C. 有流行病学特征
   D. 有感染后免疫   E. 以上都是

4. 传染病的护理诊断包括
   A. 体温过高   B. 营养不良   C. 活动无耐力
   D. 意识障碍   E. 以上都是

5. 传染病发生发展阶段包括
   A. 潜伏期   B. 前驱期   C. 症状明显期
   D. 恢复期   E. 以上都是

第二节　病毒性肝炎患者的护理

A1型题

以下每一道题有 A、B、C、D、E 五个备选答案，请从中选择一个最佳答案。

1. 关于蜘蛛痣的描述，错误的是
   A. 发生机制与肝掌相同
   B. 多见于急、慢性肝炎或肝硬化
   C. 多见于下腔静脉分布的区域内
   D. 是皮肤小动脉末端分支性扩张形成
   E. 一般认为与肝脏对体内雌激素的灭活减弱有关

2. 门静脉高压症候群应除外
   A. 腹水　　　　　　　　B. 痔核形成　　　　　　C. 脾大
   D. 食管和胃底静脉曲张　E. 肝大

3. 下列哪种疾病不经输血感染
   A. 乙型病毒性肝炎
   B. 甲型、戊型病毒性肝炎
   C. 丙型病毒性肝炎
   D. 丁型病毒性肝炎
   E. 以上都不是

4. 乙型肝炎最重要的传染源是
   A. 急性黄疸型肝炎患者
   B. 急性无黄疸型肝炎患者
   C. 慢性肝炎患者
   D. 携带者
   E. 慢性患者和携带者

5. 预防乙型病毒性肝炎最有效的措施是
   A. 隔离患者　　　　　　B. 管理带病毒者　　　　C. 管理血源
   D. 注射疫苗　　　　　　E. 注射免疫球蛋白

6. 乙型肝炎病毒属于
   A. RNA 病毒　　　　　　B. DNA 病毒　　　　　　C. EB 病毒
   D. 肠道病毒　　　　　　E. 呼吸道病毒

7. 急性病毒性肝炎，早期最主要的治疗措施是
   A. 卧床休息　　　　　　B. 应用肾上腺皮质激素　C. 应用干扰素
   D. 应用大量保肝药物　　E. 应用免疫球蛋白

8. 主要通过消化道传播的肝炎是
   A. 甲型肝炎　　　　　　B. 乙型肝炎　　　　　　C. 丙型肝炎
   D. 丁型肝炎　　　　　　E. 自身免疫性肝炎
9. 下列肝炎哪种不属于慢性肝炎
   A. 甲型肝炎　　　　　　B. 乙型肝炎　　　　　　C. 丙型肝炎
   D. 丁型肝炎　　　　　　E. 自身免疫性肝炎
10. 不属于丙肝传播途径的是
    A. 输血途径　　　　　　B. 注射途径　　　　　　C. 粪口途径
    D. 密切接触　　　　　　E. 母婴传播

A2型题

以下每个案例有 A、B、C、D、E 五个备选答案，请从中选择一个最佳答案。

11. 患者，35 岁。巩膜皮肤黄染 20 余天，伴恶心腹胀，食欲不振，尿如浓茶样。查体：神志清，深度黄疸，注射部位可见瘀斑，慢性肝病征（-），鼓肠，腹水征（+），肝右肋触及 1.0cm，脾侧未及，ALT300U/L，胆红素定量 300μmol/L，白蛋白 29g/L，凝血酶时间24 秒（对照 12 秒），AFP80ng/mL。此患者易发展为
    A. 慢性肝炎　　　　　　B. 原发性肝癌　　　　　C. 淤胆型肝炎
    D. 胆汁性肝硬化　　　　E. 重型肝炎
12. 女性患者，发热起病，乏力腹胀，食欲不振，发病第 9 天出现躁动不安，神志不清，巩膜及皮肤深度黄染，肝界缩小，注射部位可见瘀斑，血胆红素定量 300μmol/L，ALT150U/L，血清白蛋白 29g/L。此患者临床诊断应考虑
    A. 急性黄疸型肝炎　　　B. 急性重型肝炎　　　　C. 亚急性重型肝炎
    D. 淤胆型肝炎　　　　　E. 中毒性肝炎

第三节　艾滋病患者的护理

A1型题

以下每一道题有 A、B、C、D、E 五个备选答案，请从中选择一个最佳答案。
1. 如何正确对待 HIV/AIDS 患者
   A. 与 HIV/AIDS 患者完全隔离
   B. 不歧视艾滋病患者、病毒感染者及其家属
   C. 教育 HIV/AIDS 患者善待自己和仇视他人
   D. 不与 HIV/AIDS 患者交谈、接触

E. 害怕 HIV/AIDS 患者

2. 艾滋病临床分为几期
   A. 急性 HIV 感染期、艾滋病期
   B. 无症状感染期、急性 HIV 感染期
   C. 持续性全身淋巴结肿大期、急性 HIV 感染期、艾滋病期
   D. 急性 HIV 感染期、持续性全身淋巴结肿大期、艾滋病期
   E. 急性 HIV 感染期、无症状感染期、持续性全身淋巴结肿大期、艾滋病期

3. 艾滋病传播途径是
   A. 水源传播 B. 接触传播 C. 握手传播
   D. 空气传播 E. 以上均不是

4. 引发艾滋病的病原体是
   A. 细菌 B. HIV 病毒 C. 原生动物
   D. 放线菌 E. 寄生虫

5. 艾滋病感染者及患者的饮食原则是
   A. 高能量、低脂肪 B. 低能量、高脂肪 C. 高能量、高蛋白
   D. 低蛋白、低脂肪 E. 以上都不是

6. 艾滋病期的临床表现是
   A. 机会性感染 B. HIV 相关症状 C. 恶性肿瘤
   D. 神经系统病变 E. 以上都是

A2型题

以下每个案例有 A、B、C、D、E 五个备选答案，请从中选择一个最佳答案。

7. 患者，男，45 岁，同性恋。因腹泻两个月、发热 1 个月入院，经查 HIV 抗体阳性，经疾控确证实验阳性，CD$_4^+$ 细胞数 0.12×10^9/L，诊断为艾滋病期，以下护理措施错误的是
   A. 评估患者的营养状态
   B. 精神支持、多沟通交流
   C. 告知其同事、亲友，原谅患者
   D. 宣教艾滋病相关知识
   E. 实施血液体液隔离措施

第四节 流行性乙型脑炎患者的护理

A1型题

以下每一道题有 A、B、C、D、E 五个备选答案，请从中选择一个最佳答案。

1. 乙脑与流脑的临床鉴别，最重要的是
   A. 意识障碍的出现与程度
   B. 生理反射异常及出现病理反射
   C. 抽搐发作程度
   D. 皮肤瘀点及瘀斑
   E. 颅内压升高程度，呼吸衰竭的出现

2. 鉴别中毒性菌痢与乙脑的重要依据是
   A. 高热昏迷惊厥   B. 季节性   C. 肠道症状
   D. 脑脊液常规   E. 以上都不是

3. 乙脑极期的临床表现，应除外
   A. 高热及惊厥
   B. 呼吸衰竭
   C. 意识障碍及颅高压表现
   D. 迟缓性瘫痪
   E. 脑膜刺激征及病理征阳性

4. 对乙脑患者呼吸困难的护理不包括
   A. 保持呼吸道通畅   B. 吸氧、翻身、拍背   C. 雾化，促痰咳出
   D. 让患者外出活动   E. 必要时气管切开、呼吸机辅助呼吸

5. 下面关于乙脑的说法不正确的是
   A. 人兽共患的自然疫源性疾病
   B. 蚊子是主要传播媒介
   C. 病后可获得较持久的免疫力
   D. 经呼吸道传播
   E. 乙型脑炎病毒感染

A2型题

以下每个案例有 A、B、C、D、E 五个备选答案，请从中选择一个最佳答案。

6. 乙脑患者，高热41℃，持续抽搐迅速发生深度昏迷，瞳孔忽大忽小，呈叹息样呼吸，应属于下列哪一型
   A. 轻型   B. 普通型   C. 重型
   D. 极重型   E. 不属以上各型

参 考 答 案

第一节　传染病概述

1. A　　2. E　　3. E　　4. E　　5. E

第二节 病毒性肝炎患者的护理

1. B   2. E   3. B   4. E   5. D   6. B   7. A   8. A   9. A   10. C   11. E
12. B

第三节 艾滋病患者的护理

1. B   2. E   3. E   4. B   5. C   6. E   7. C

第四节 流行性乙型脑炎患者的护理

1. D   2. D   3. D   4. D   5. D   6. D

第十一章 精神障碍患者的护理

第一节 概　　述

A1型题

以下每一道题有 A、B、C、D、E 五个备选答案，请从中选择一个最佳答案。

1. 关于精神病学的学科地位，以下哪种说法正确
   A. 精神病学是生物医学的分支学科
   B. 精神病学是行为医学的分支学科
   C. 精神病学是社会科学的分支学科
   D. 精神病学是临床医学的分支学科
   E. 精神病学是中医学的分支学科

2. 不属于精神障碍范围的是
   A. 人格障碍 　　　　　B. 精神分裂症 　　　　　C. 昏迷
   D. 神经症 　　　　　　E. 认知障碍

3. 下列关于精神活动的说法，哪项是错误的
   A. 精神活动是大脑机能的产物
   B. 精神活动是以客观现实为基础的
   C. 病态精神活动与客观现实脱离因此与客观现实无关
   D. 精神活动包括认知、情感、意志等过程
   E. 精神活动是精神的具体动态表现

4. 关于心理、社会因素与疾病的关系，下列说法不正确的是
   A. 可以作为相关因素影响精神障碍的发生、发展
   B. 与躯体疾病毫无关系
   C. 可以在躯体疾病的发生、发展中起重要作用
   D. 可以引起心身疾病
   E. 可以引起精神疾病

5. 关于精神疾病，下列说法错误的是

A. 精神疾病具有遗传性，是基因将疾病的易感性一代传给一代

B. 精神疾病的病因包括生物学因素和社会、心理因素

C. 精神疾病是遗传性疾病

D. 大多数精神疾病的明确的病因与发病机制目前还不清楚

E. 精神疾病是表现在行为、心理活动上的紊乱为主的神经系统疾病

6. 错觉是指

A. 对客观事物歪曲的知觉

B. 对已知的事物有未经历的陌生

C. 对从未经历过的事物有熟悉感

D. 对客观事物部分属性产生了错误的知觉感

E. 对客观事物缺乏现实刺激

A2型题

以下每个案例有 A、B、C、D、E 五个备选答案，请从中选择一个最佳答案。

7. 一患者坚信他的思想变成了声音，不仅自己听见了，坚信别人也听见了，这是

A. 思维被夺　　　　　B. 思维鸣响　　　　　C. 思维被广播

D. 思维被控制体验　　E. 内心被揭露感

8. 一位患者看到他的弟弟身材像穆铁柱一样高大，脸色像煤渣一样黑，该患者存在的症状是

A. 错觉　　　　　　　B. 幻觉　　　　　　　C. 意识障碍

D. 视物变形症　　　　E. 感知综合障碍

9. 某女与同事吵架之后，突然倒地，全身挺直，双手乱动，几分钟后，号啕大哭，捶胸顿足，10 分钟后安静下来。其症状包括

A. 假性痴呆　　　　　B. 情感爆发　　　　　C. 精神病态

D. 情感倒错　　　　　E. 情感不协调

10. 患者高热时，将输液管看成一条蛇，此症状是

A. 幻觉　　　　　　　B. 错觉　　　　　　　C. 虚构

D. 错构　　　　　　　E. 感知综合障碍

11. 患者，女，80 岁。无明显诱因出现精神失常，表现能凭空听到已故的亲人呼唤她，叫她也随他们而去，称自己走到哪里那些已故的亲人都跟着她。此为

A. 歪曲的感知　　　　B. 歪曲的知觉　　　　C. 虚幻的感觉

D. 虚幻的知觉　　　　E. 正常人没有的知觉

12. 患者为了得到"硬骨头精神"，将整块排骨吞食，此为

A. 真性幻想　　　　　B. 语词新作　　　　　C. 夸大妄想

D. 强迫性思维　　　　E. 病理性象征思维

13. 患者内心体验缺乏时，对切身有关的各种事情表现为无动于衷，面部表情呆

滞。这种症状称为

    A. 思维中断   B. 情绪低落   C. 意志减退

    D. 情感淡漠   E. 思维贫乏

14. 患者，女，35 岁。每日在床头倚窗，静坐侧耳，有时面露微笑，有时双手捂耳，面露惊恐，或以被蒙头。此症状属于

    A. 幻听   B. 幻视   C. 狂躁

    D. 被害妄想   E. 行为退缩

15. 患者，女，40 岁。思维散乱，推理荒谬，话意互不联系，言语支离破碎，令人莫名其妙。此种症状称为

    A. 思维奔逸   B. 思维中断   C. 思维破裂

    D. 思维贫乏   E. 强制性思维

第二节　精神分裂症患者的护理

A1型题

以下每一道题有 A、B、C、D、E 五个备选答案，请从中选择一个最佳答案。

1. 在精神分裂症病因学研究中，目前认为最重要的因素是

    A. 遗传因素   B. 环境因素   C. 精神因素

    D. 性格因素   E. 心理因素

2. 精神分裂症最主要的临床表现为

    A. 思维障碍   B. 记忆障碍   C. 意志障碍

    D. 行为障碍   E. 认知障碍

3. 关于精神分裂症的预后，下列哪项是错误的

    A. 发病年龄越早预后越好

    B. 病前性格健全预后较好

    C. 无明显发病诱因预后较差

    D. 病程长、发病迟、未及时治疗的预后差

    E. 青春型、紧张型、偏执型的预后较好

4. 下列不属于精神分裂症阳性症状的是

    A. 联想障碍   B. 妄想   C. 行为紊乱

    D. 情感淡漠   E. 情感倒错

5. 有关精神分裂症的说法错误的是

    A. 多起病于青壮年

    B. 常缓慢起病，病程多迁延

    C. 具有思维、意识等多方面障碍

D. 在重性精神障碍中患病率最高

E. 遗传因素是发病的主要因素

6. 下列不属于精神分裂症常见症状的是

A. 被控制感　　　　　B. 情感障碍　　　　　C. 幻听

D. 智能障碍　　　　　E. 思维奔逸

7. 精神分裂症最有效的维持治疗是

A. 较长时间住院　　　B. 坚持服药　　　　　C. 坚持服药并参加工作

D. 渐减药并参加工作　E. 电抽搐治疗

8. 精神分裂症治疗首选

A. 心理治疗　　　　　B. 药物治疗　　　　　C. 电痉挛治疗

D. 手术治疗　　　　　E. 中医治疗

9. 精神分裂症各种类型中治疗效果最差的是

A. 单纯型　　　　　　B. 青春型　　　　　　C. 紧张型

D. 偏执型　　　　　　E. 残留型

10. 精神分裂症患者的幻觉主要是

A. 假性幻听　　　　　B. 言语性幻听　　　　C. 幻视

D. 内脏幻觉　　　　　E. 幻触

11. 关于精神衰退的说法，正确的是

A. 精神衰退与患者过度劳累有关

B. 阳性症状越多，越容易精神衰退

C. 长期封闭式住院可加速精神衰退

D. 偏执型精神分裂症患者更容易衰退

E. 紧张性精神分裂症患者更容易衰退

12. 下列哪项不是精神分裂症的特征性症状

A. 幻觉　　　　　　　B. 情感淡漠　　　　　C. 怪异行为

D. 联想障碍　　　　　E. 感知觉障碍

A2型题

以下每个案例有 A、B、C、D、E 五个备选答案，请从中选择一个最佳答案。

13. 某青年学生，失恋半年来学习成绩明显下降，孤僻少语，生活懒散，对老师、家长的批评持无所谓态度，还经常照镜子并且自言自语，说镜子里自己的脸变形了。以下哪项不是该患者出现的症状

A. 情感平淡　　　　　B. 意志减退　　　　　C. 人格障碍

D. 感知综合障碍　　　E. 情感障碍

14. 某患者有被害妄想，认为饭中有毒而拒食，此时护士的正确做法是

A. 避免冲突，不勉强患者进食，让其饥饿再进食

   B. 强行喂食

   C. 把患者约束起来，直至同意进食为止

   D. 带去餐厅让其参与备餐并与其他病友一起进食

   E. 单独喂食

15. 患者，女，23岁。近一个月来一直觉得周围的任何东西都对她有特殊的暗示，如她走进办公室，就有人哼唱"你就像冬天里的一把火"，意思是骂她勾引异性。一上街，许多牌照中含有4的汽车开过来，就表示让她死。此患者的症状属于

   A. 幻视   B. 迷信   C. 钟情妄想

   D. 象征性思维   E. 特殊意义妄想

16. 患者，男，36岁。一日起床后，悄声外出关门，即从窗户窥视尚在熟睡中的妻子，良久不动。旁人问其所为，其回答正在监视老婆是否与人有不轨行为。此患者的症状属于

   A. 关系妄想   B. 夸大妄想   C. 嫉妒妄想

   D. 被害妄想   E. 物理影响妄想

17. 患者，男，59岁。口中常常喃喃自语"我该死，我该死"，每晚席地而卧，上盖一破单被。此患者的症状属于

   A. 被害妄想   B. 嫉妒妄想   C. 罪恶妄想

   D. 夸大妄想   E. 物理影响妄想

第三节　抑郁症患者的护理

A1型题

以下每一道题有 A、B、C、D、E 五个备选答案，请从中选择一个最佳答案。

1. 心境障碍一般具有以下特点

   A. 发作一次，加重一次，残留阴性症状

   B. 一次发作，永不缓解

   C. 反复发作，从无缓解期

   D. 反复发作，大多数能缓解

   E. 一次发作，持续时间较长

2. 抑郁发作时睡眠障碍的特点是

   A. 入睡困难   B. 早醒   C. 睡眠过多

   D. 多梦   E. 睡眠较浅

3. 关于心境障碍的临床表现，下列说法正确的是

   A. 心境障碍没有幻觉

  B. 心境障碍没有妄想

  C. 心境障碍没有思维散漫

  D. 心境障碍可伴有幻觉、妄想和思维散漫

  E. 心境障碍有幻听

4. 对轻、中度抑郁发作治疗一般首选

  A. SSRI 类药   B. 电休克治疗   C. MAOI 类药

  D. 抗精神病药   E. 文拉法辛

5. 以下哪一类不属于抗抑郁药

  A. 三环类抗抑郁药

  B. 单胺氧化酶抑制剂

  C. 苯二氮䓬类

  D. SSRI 类

  E. 米他扎平

6. 抑郁症患者心理功能方面最需要处理的问题是

  A. 抑郁   B. 焦虑与抑郁   C. 焦虑

  D. 易激惹   E. 睡眠障碍

7. 抑郁症患者社会功能方面与行为方面的护理重点是

  A. 防止伤人毁物   B. 防止自杀   C. 阻断负向思考

  D. 帮助与环境的接触 E. 以上都是

A2型题

以下每个案例有 A、B、C、D、E 五个备选答案，请从中选择一个最佳答案。

8. 患者，女，22 岁。近 5 个月来对家人亲友冷淡，对工作没有兴趣，对个人生活
  也不关心，对家里和周围的事物表现无所谓。这些表现是

  A. 情绪不稳   B. 情绪低落   C. 情感淡漠

  D. 情感脆弱   E. 情感倒错

9. 患者，女，23 岁。诊断为抑郁症，药物治疗 1 周后没有效果。护士应向患者解
  释抗抑郁剂的起效时间是

  A. 4 天   B. 8 天   C. 12 天

  D. 14 天   E. 20 天

10. 患者，男，32 岁。言语缓慢、语量减少，语声甚低。反应迟缓，但思维内容并
  不荒谬，能够正确反映现实。患者自觉"脑子不灵了""脑子迟钝了""度日
  如年"。诊断为抑郁症，其核心症状是

  A. 思维迟缓、情感低落

  B. 思维贫乏、情感低落

  C. 思维迟缓、情感淡漠

D. 思维贫乏、情感淡漠

E. 思维中断、情感高涨

11. 患者，女，45 岁。由于下岗，对生活失去信心，同时不能照顾家庭，伴失眠，被诊断为抑郁症。不可能出现的症状是

A. 兴趣缺乏　　　　　　B. 睡眠障碍　　　　　　C. 思维贫乏

D. 自责和厌世　　　　　E. 语言动作迟缓

第四节　焦虑症患者的护理

A1型题

以下每一道题有 A、B、C、D、E 五个备选答案，请从中选择一个最佳答案。

1. 关于神经症的病因，目前比较一致的看法是

A. 精神因素是主要的

B. 内在的素质因素是主要的

C. 外在的精神应激因素与内在的素质因素共同作用的结果

D. 神经症具有遗传性

E. 乳酸盐假说

2. 神经症性疼痛，以什么部位最为常见

A. 头颈部　　　　　　　B. 腰背部　　　　　　　C. 胸部

D. 四肢　　　　　　　　E. 腹部

3. 在神经症的症状中，不包括

A. 情绪症状　　　　　　B. 感觉过敏　　　　　　C. 妄想

D. 躯体不适症状　　　　E. 紧张性头痛

4. 以苯二氮䓬类药物治疗焦虑症时，下述哪项说法不对

A. 一般从小剂量开始

B. 达最佳有效治疗量后维持 6~8 周后逐渐停药

C. 停药过程不少于两周，以防症状反跳

D. 合并使用 β-受体阻滞剂时，应考虑有无哮喘史等禁忌情况

E. 发作性焦虑选用短程作用药物

5. 关于神经症的药物治疗，以下哪项说法不当

A. 控制靶症状起效较快，可促进心理治疗的效果与患者的遵医行为

B. 抗焦虑药、抗抑郁药以及促大脑代谢药等可用于神经症的治疗

C. 不要将药物的副作用预先向患者说明，以免对患者造成不良的暗示

D. 根据具体的临床表现和药物的作用特点，可联合使用不同种类的药物

E. 持续性焦虑多适用中、长程作用的药物

A2型题

以下每个案例有 A、B、C、D、E 五个备选答案，请从中选择一个最佳答案。

6. 患者，女，41 岁。诊断为焦虑症，整日处于惶恐不安中，感觉"太难受了"，有自杀企图，服用苯二氮䓬类药物治疗。该患者的主要护理问题是
   A. 惊恐　　　　　　　　B. 社交障碍　　　　　　C. 预感性悲哀
   D. 绝望感　　　　　　　E. 思维过程的改变

7. 患者，女，40 岁。近来总认为自己病情严重无法治疗，一直惶惶不可终日。此患者的症状属于
   A. 夸大妄想　　　　　　B. 疑病妄想　　　　　　C. 被害妄想
   D. 嫉妒妄想　　　　　　E. 广泛性焦虑

第五节　强迫症患者的护理

A1型题

以下每一道题有 A、B、C、D、E 五个备选答案，请从中选择一个最佳答案。

1. 患者在意识清楚情况下，头脑中涌现大量异己的思维，伴不自主感是
   A. 强迫观念　　　　　　B. 被动体验　　　　　　C. 思维被插入
   D. 强制性思维　　　　　E. 物理性妄想

2. 患者反复思考"讲话讲多了是否会死人"，为此反复询问各个医生，是下列哪个症状
   A. 强迫观念　　　　　　B. 强制思维　　　　　　C. 思维插入
   D. 幻觉　　　　　　　　E. 焦虑

3. 某一观念或概念，多次重复地出现于患者的脑内，且伴有主观的被迫感和痛苦感，自知不必要又无法摆脱。该症状称
   A. 强迫观念　　　　　　B. 矛盾思维　　　　　　C. 强制性思维
   D. 思维插入　　　　　　E. 强迫回忆

4. 下列关于强迫症的描述哪项不正确
   A. 强迫观念　　　　　　B. 强迫意向　　　　　　C. 强迫行为
   D. 病前癔症性格多见　　E. 强迫性回忆

5. 对强迫症患者的护理错误的是
   A. 控制患者的强迫动作
   B. 让患者进行工娱文体活动
   C. 让患者带着症状去做自己应该做的事情

D. 让患者使用缓解和消除焦虑的方法

E. 让患者养成良好的睡眠习惯

A2型题

以下每个案例有 A、B、C、D、E 五个备选答案，请从中选择一个最佳答案。

6. 患者，女，一看到男性即不能自控地想是否要和他谈恋爱，结婚，明知不对也无法自控。这种症状是

    A. 恐怖   B. 钟情妄想   C. 强迫观念

    D. 焦虑状态   E. 孤独状态

7. 患者，女，38 岁。向来小心谨慎，只要一拿钱，就重复数个不停，买东西前要先列清单，并反复检查清单，生怕会有遗漏。出门后，门与灯虽已关了，但她仍不放心，一而再，再而三地重复检查。此患者的症状为

    A. 强迫行为   B. 强迫意向   C. 强迫联想

    D. 强迫思维   E. 强迫回忆

第六节　癔症患者的护理

A1型题

以下每一道题有 A、B、C、D、E 五个备选答案，请从中选择一个最佳答案。

1. 癔症治疗首要的方法是

    A. 行为治疗   B. 镇静药物   C. 抗精神病药物

    D. 心理治疗   E. 其他

2. 癔症发病最重要的特点为

    A. 衰退   B. 多见于女性   C. 与病前性格无关

    D. 与精神因素无关   E. 突然，症状多样，易复发

3. 癔症患者的性格特点是

    A. 固执   B. 偏执   C. 感觉障碍

    D. 富于幻想   E. 冲动任性

4. 关于癔症的表现，错误的是

    A. 感觉障碍   B. 运动障碍   C. 意识障碍

    D. 缺乏自制力   E. 遗忘

5. 下列除哪项外均是癔症患者性格特征

    A. 感情丰富   B. 暗示性强   C. 富于幻想

    D. 象征性思维   E. 自我中心

6. 关于癔症性木僵，错误的是
    A. 呼之不应，推之不醒　　　　B. 意识丧失　　　　C. 肌张力增强
    D. 检查欠合作　　　　　　　　E. 缺乏自知力

7. 癔症的特征是
    A. 妄想　　　　　　　　　　　B. 幻觉　　　　　　C. 暗示性
    D. 情感倒错　　　　　　　　　E. 意识障碍

8. 以下哪种疾病可出现意识障碍
    A. 神经衰弱　　　　　　　　　B. 强迫症　　　　　C. 疑病症
    D. 癔症　　　　　　　　　　　E. 焦虑症

A2型题

以下每个案例有 A、B、C、D、E 五个备选答案，请从中选择一个最佳答案。

9. 患者，女，23 岁。一次与人发生口角，对方声音洪亮，患者自感不是对手。第二天起出现无法说话，与之交谈只能用手势表示。能正常咳嗽，耳鼻喉科检查正常。该患者的表现是
    A. 缄默　　　　　　　　　　　B. 违拗症　　　　　C. 躯体化障碍
    D. 分离性障碍　　　　　　　　E. 转换性障碍

10. 对癔症性瘫痪患者的护理，不当的是
    A. 为患者提供高纤维的食物
    B. 为患者提供高脂饮食
    C. 定期为患者沐浴更衣
    D. 运用药物、催眠、暗示的方法和技巧训练患者肢体的功能活动
    E. 料理个人卫生，督促进食

第七节　睡眠障碍患者的护理

A1型题

以下每一道题有 A、B、C、D、E 五个备选答案，请从中选择一个最佳答案。

1. 睡眠障碍不包括哪种失眠
    A. 适应性失眠　　　　　　　　B. 矛盾性失眠　　　C. 白天过度睡眠
    D. 心理生理性失眠　　　　　　E. 其他疾病引起的失眠

2. 失眠可引起
    A. 糖尿病　　　　　　　　　　B. 高血压　　　　　C. 冠心病
    D. 焦虑、抑郁　　　　　　　　E. 精神分裂

3. 关于嗜睡症患者的治疗，错误的是

    A. 白天可使用兴奋剂   B. 白天安排短时小睡   C. 积极治疗原发病

    D. 限制患者白天睡觉   E. 减少睡前活动

4. 关于睡行症的发病时表现的说法，错误的是

    A. 难以唤醒

    B. 可进行交谈

    C. 重新上床入睡

    D. 次晨醒后完全遗忘

    E. 通常发生于入睡后的 2 ~ 3 小时内

5. 睡行症常见于

    A. 女高中生   B. 男高中生   C. 女性儿童

    D. 男性儿童   E. 老年人

6. 关于梦魇症的临床表现，错误的是

    A. 在夜间入睡的后半段时间发病

    B. 因噩梦而惊醒

    C. 醒后完全遗忘

    D. 所梦常是威胁生命的惊险噩梦

    E. 可发生于任何年龄

7. 关于嗜睡症的说法正确的是

    A. 是由于夜间睡眠不足

    B. 是由于醒睡生活节律被扰乱

    C. 多数为原发性

    D. 嗜睡症状持续 1 个月以上方可诊断

    E. 白天睡眠过少

8. 关于夜惊症患者的表现，错误的是

    A. 夜间入睡后 2 ~ 3 小时内发病

    B. 惊叫，哭泣

    C. 有定向障碍

    D. 次晨醒后仍感恐惧

    E. 发作时不易叫醒

A2型题

以下每个案例有 A、B、C、D、E 五个备选答案，请从中选择一个最佳答案。

9. 患者，女，20 岁。白天总是竭力维持醒觉状态，但无能为力，在进餐、走路时也能入睡，该患者的症状是

    A. 猝倒症   B. 嗜睡症   C. 睡眠瘫痪

D. 发作性睡病　　　　　　E. 睡梦中停止呼吸

第八节　阿尔茨海默病患者的护理

A1型题

以下每一道题有 A、B、C、D、E 五个备选答案，请从中选择一个最佳答案。

1. 阿尔茨海默病（AD）的起病方式是
   A. 急性　　　　　　　　B. 慢性　　　　　　　C. 隐袭性
   D. 亚急性　　　　　　　E. 以上都不是

2. AD 健康史询问中不包括是否有
   A. 脑血管病　　　　　　B. 颅内感染　　　　　C. 脑外伤后
   D. 癫痫　　　　　　　　E. 周围神经病变

3. 下列哪种药物是 AD 的神经元保护剂
   A. 维生素 E　　　　　　B. 他克林　　　　　　C. 多奈哌齐
   D. 硫必利　　　　　　　E. 奋乃静

4. 对 AD 有精神症状者，护理操作应
   A. 轻、稳、准　　　　　B. 快、准　　　　　　C. 轻、快
   D. 快、稳　　　　　　　E. 轻、稳

5. 对 AD 患者认知障碍的护理正确的是
   A. 鼓励勤用脑，多思考
   B. 低盐低脂饮食
   C. 高蛋白饮食
   D. 少写记录
   E. 少做手指运动

6. 照顾 AD 患者最理想的场所应是
   A. 三甲医院　　　　　　B. 养老院　　　　　　C. 家庭
   D. 二甲医院　　　　　　E. 社区卫生院

参 考 答 案

第一节　概　　述

1. D　　2. C　　3. C　　4. B　　5. C　　6. A　　7. B　　8. D　　9. B　　10. B　　11. C
12. E　　13. D　　14. A　　15. C

第二节　精神分裂症患者的护理

1. A　　2. A　　3. A　　4. D　　5. C　　6. D　　7. C　　8. B　　9. A　　10. B　　11. C
12. E　　13. C　　14. D　　15. D　　16. C　　17. C

第三节　抑郁症患者的护理

1. D　　2. B　　3. D　　4. A　　5. C　　6. A　　7. E　　8. C　　9. D　　10. A　　11. C

第四节　焦虑症患者的护理

1. C　　2. A　　3. C　　4. B　　5. C　　6. D　　7. E

第五节　强迫症患者的护理

1. D　　2. A　　3. A　　4. D　　5. C　　6. C　　7. A

第六节　癔症患者的护理

1. D　　2. E　　3. D　　4. D　　5. D　　6. B　　7. C　　8. D　　9. E　　10. B

第七节　睡眠障碍患者的护理

1. E　　2. D　　3. D　　4. B　　5. D　　6. C　　7. D　　8. D　　9. B

第八节　阿尔茨海默病患者的护理

1. C　　2. E　　3. A　　4. A　　5. A　　6. C